勇敢活出
自己喜歡的樣子

—— 李溫的「少」奶奶治癒日誌

麻醉護理師　李　溫 —— 著

晨星出版

生命中的勇者：
無畏乳癌　正面迎戰

　　本人行醫已近半個世紀診治超過數萬名乳癌病友，加上我在二十五年前同時創立了「臺灣乳癌醫學會」及「乳癌防治基金會」見證許多乳癌病友接受治療後完全康復，有重獲新生的喜悅，也經歷一些癌友雖積極與病魔搏鬥然因病重轉移，仍然有無法挽回生命的痛。作者，李溫小姐，本身是幫手術患者麻醉的護理師，已有超過十多年的工作經驗，可以說是非常資深的醫療工作同仁。忽然醫師診斷得知自己罹患乳癌，角色驟變，其心境的轉折、心裡承受的打擊，比起非醫護人員的乳癌病人，更是沉重。她雖生性樂觀，但面對生命中的意外，也不免焦慮、惶恐、傷心，然而她在數日之內，能夠從否定、拒絕、憤怒轉為接受而且正面迎戰，可謂生命中的勇者。

　　更令人敬佩的是，她在罹癌過程中不但充分配合、積極治療，而且能從「醫護專業人員」及「乳癌病患」雙重角色，以正向的態度、詼諧的口吻，加上生命中特有的韌性將

她歷經化療、雙側乳房全切及自體組織重建、放射線治療及荷爾蒙治療的點點滴滴忠實呈現在她的《勇敢活出自己喜歡的樣子——李溫的「少」奶奶治癒日誌》中，其實她的整個療程是非常漫長、曲折與艱辛，但她在字裡行間中，卻是充滿自信、專業與勇敢，更把一些重要的治療項目用「爽朗」、「幽默」、「專業」的方式，把艱澀的內容化為淺顯易懂，更可貴的是，她對治療過程中，病友可能會碰到的迷思與挫折，也發揮她的專業，給予癌友詳細的陳述與解答，而且充滿著溫度，足以鼓舞癌友走出陰霾，迎向陽光，真是一位無畏病魔的生命鬥士。

在臺灣，乳癌的發生率高居女性癌症第一位，但因近年來有完整的乳癌篩檢策略，加上乳癌的治療，非常多元而且全方位，整體乳癌的五年活存率高達百分之八十九，可以說是一種預後非常良好的癌症。加上本書作者也願意把她罹癌經歷與讀者分享，相信可以使罹患乳癌的癌友在展讀之後可以走過低谷，活出信心與健康。

很高興有幸能夠在本書付梓出版前閱讀，全書的內容正印證作者充滿智慧、勇氣、樂觀與同理心，是一本值得推薦的好書，本人樂意為序！

臺大醫學院名譽教授／乳癌防治基金會董事長

張金堅 醫師

身為醫療人員的
勇敢與正能量

　　我是一個中西醫師，過去在醫院是中西整合醫學科主任，看診時常常第一件事，就是把病人身份別改成重大傷病，通常這類醫師的心態會比較特殊一點，會和癌友一起笑，一起傷腦筋，一起成長！

　　看完這本新書，很能夠體會作者在心境上的變化，很多時候，病友化身為志工的角色來關懷別人才是最具有說服力的，從一開始的心態混亂，到整理出頭緒，去面對家人朋友，也面對接踵而至的治療。沒錯，就是接踵而至一連串乳癌的治療，從發現異狀到診斷、等待切片報告、分期的檢查、手術的術式、術後傷口的照顧、後續化放療的療程和人工血管的植入、是否加上標靶治療和抗賀爾蒙治療、是否要打停經針和後續的追蹤，不管是心理上或是身體生理上，幾乎都沒有喘息的空間。

　　女生是天性愛美的，可是偏偏賀爾蒙類的腫瘤治療一定會造成女性特徵外觀上的傷害：包括乳房器官的切除、術後

的淋巴水腫、化療時的掉髮以及治療後的停經症狀，常常在門診中必須和癌友姊妹們溝通這些問題，甚至曾經有癌友抱怨新長出的頭髮太捲，因為她從小就不喜歡捲髮……。更別說化療期間的腸胃不適，打白血球增生劑時的骨頭痠痛和吃抗賀爾蒙藥時的胃脹症狀，還有每次等待報告時心中的忐忑和煎熬。

　　書中李溫老師原本是位麻醉科資深護理師，上述的種種問題經過她娓娓道來，有焦慮，有淚中帶笑的調適，從接受診斷到手術以及後續的治療，展現身為醫療人員的勇敢與正能量，家人、同事朋友與宗教力量的支持功不可沒，文中提到的一些保險和實務面的問題，更是一般癌症治療書比較少提及的，相信看到書的癌友都能感同身受，是一本很實用的乳癌治療經驗書。拜讀之餘，也誠心祝福李溫老師和所有乳癌的姊妹們每一關都順利，每個人的心都安定堅強！

大臺南中醫師公會理事長／中西醫學碩士

郭世芳　謹識於台南 2022 年 5 月

以足夠的勇氣和
樂觀的態度對抗乳癌

乳癌是國內女性發生率最高的癌症,當面對乳癌時,很多的女性反應往往就像作者在書裡面提到的,「聽著醫師的解釋,腦中卻是一片空白。面對接下來需要接受的化療、放療或是標靶藥物治療的選擇,或是各種治療引起的副作用與不適,常常都不知所措」。

原本以為作者李溫也會像大多數的乳癌患者一樣,抗拒面對這些不舒服以及副作用,但出乎我的意料之外,她反而勇敢地面對所發生的這一切,像是面對化療可能會導致的掉髮,她甚至辦了一場剃頭的直播秀!把必須面對的負面情況,轉換為正面心態去看待這件事。

乳癌化療可能會遇到的噁心、嘔吐、倦怠等副作用,她都用樂觀的心情面對,甚至更加積極的了解各種副作用,詳實的記錄在臉書上。如此還能夠鼓勵其他的乳癌患者,讓她們覺得「喔!原來不是只有我會有這樣的不舒服」,甚至,也可以讓其他的患者了解,為什麼會有這些副作用的發生?

進而可以減少對化療或其他輔助治療產生過度的畏懼或擔心，甚至拒絕接受進一步的治療。

身為乳房外科醫師十多年來，診斷及治療過相當多的病人，像李溫這樣能夠迅速坦然面對的患者真的不多。大多數的病人都會經歷否認→討價還價→拒絕→接受，這四個階段，而且這四個階段可以一直輪流發生，最後才逐漸接受。

像是「為什麼是我？我都有在注意呀！」大概是最常問的問題。再來便是「我是不是吃了什麼藥物？」「還是最近吃了什麼食物？」……想要找尋一個理由，把罹癌的問題歸罪於它；「會不會是拿錯檢體？」「我不想治療，反正遲早要面對那一天」「有人說不要動它，它就不會再長大」……想各種理由希望可以逃避乳癌的治療。而林林總總各式各樣的問題和想法，大概就是希望不用去面對乳癌。

然而，乳癌一旦發生，並無法呼之則來、揮之即去，所以，絕大多數的患者還是必須接受它和面對它。而這個過程中，有三件事情是乳癌患者最需要的，那就是親友的支持、家人的陪伴和醫護的傾聽。

親友的支持

在乳癌的治療中，各種副作用會陸續出現，很多患者都會堅強的忍耐下去。這時候親友的支持是最有效的。有時候生病也是交朋友的契機，常常看見門診外面，病友們自己聊成一團，或是病房間互相串門子分享經驗，通常病友之間的

相互打氣是最好的。

家人的陪伴

乳癌患者在確診時，我常常會告訴她們，這並不是妳一個人的事，所以回家後還是要跟家裡的人討論。生活中的大大小小事情，不論是上班工作、小孩上學或是吃喝玩樂，都會因為乳癌這件事情而有巨大的改變，不需要逞強自己一個人面對，家人其實也希望陪伴妳一起度過，這些家人都是跟妳在同一條船上的人，任何一個人撐不住，只會增加航行的困難。所以，我看見有的先生為了太太也理了個大光頭，有這樣的家人陪伴，跟癌症的作戰哪會有什麼困難。

醫護的傾聽

病人總是有各式各樣的問題，因為她們遭受過這樣的打擊，對各種症狀都會相當敏感，除了腫瘤或手術部位疼痛，胸口悶、脖子緊、背痛或是皮膚起疹子，每個症狀都會讓她們聯想到，會不會癌症擴散？所以，門診常有病人拿出滿滿一頁 A4，大概列了 20 個問題要問。乳癌個管師，她們也是我最勞苦功高的夥伴，不論晚上或是假日，經常要回覆一些天馬行空的問題，或是聆聽病友訴苦。

李溫除了在個性上豁達外，在親友的支持、家人的陪伴和醫護的傾聽這三方面，都有足夠的能量幫助她。她的朋

友，像是她的髮型師給了她支持；我的好夥伴專科護理師廖憶姝，是她的朋友兼可以傾聽的醫護；她的爸媽及妹妹用家人的陪伴，讓她在翻轉人生的癌症衝擊下，度過重重難關。

如今，雨過天青，她把這些經歷集結成書，這些真真切切發生在乳癌患者身上的事情，希望透過書本和文字，能夠傳達給乳癌患者，不論是即將面對、正在面對或是已經經歷，有更多的勇氣以及樂觀的態度面對乳癌，乳癌並不可怕，勇敢面對，就能活出妳喜歡的樣子，祝福大家。

臺北醫學大學附設醫院外科部主任

洪進昇 醫師

人生旅程的真善美

美是上帝賜予的禮物。——亞里士多德

　　非常感恩李溫老師無私分享《勇敢活出自己喜歡的樣子》，本書的字裡行間已滿載著她這段生命歷程——特別的身體經驗及深層生命感受。面對人生的大意外，李溫「少奶奶」以輕鬆詼諧的文筆，描繪自己 110 年 2 月 17 日迄今的生命故事，深深感動著我們，反思生命的意義與價值，引領我們再深度學習護理專業的意涵，謙卑地體悟人性、靈性、親情手足、同儕……人與內外在環境間，揉合調適的真善美。

　　護理鼻祖——羅倫斯・南丁格爾（Florence Nightingale）強調：護理是一門藝術，如果它要成為一門藝術，就需要全神投入辛苦的準備工作；相較於畫家於畫布及雕塑家於大理石創作，護理是在活生生的人體、神的靈殿上進行藝術創作……

　　南丁格爾說道：「護理是藝術中最精緻的藝術。」李溫老師憑藉著生命的智慧與韌性，歷經化學治療、雙側乳房全切除／擴背肌自體組織重建、放射線治療、抗賀爾蒙藥物治

療等，面對辛苦的治療過程，正面克服身心不適的處境，深刻地進行了藝術創作。

感恩李溫老師在這過程中奉獻出自己的身體與心靈，提供自己讓身旁的病友、醫療護理夥伴及臺大學士後護理學生們，自在地、全然地參與學習護理照護的知識與技能。護理師運用田野方式來投入護理過程，融入所照護對象的內心世界，方能夠設身處地瞭解對象的知覺與感受，如此才能真正同理關懷到所需要幫助的人。

李溫老師除了是位好病人，更是一位好護理師及優秀的護理老師……由她罹病深刻體驗的身教與言教，「視病如親」不再是空泛的口號，而是真實的護理專業素養的體現。

李溫老師面對生病挑戰的幽默與爽朗，已經帶給周遭許多病友們溫暖與光亮，她的靈活與創意也帶給護理師生們許多激勵與啟發，為工作和人生增加了生命動力與韌性。萬分感謝她分享這趟特別的際遇，讓我們由李溫「癌症病人」罹病歷程經驗的文字記錄與經驗反思，來支持幫助病友面對與學習癌症診療的專業知識及自我照護，接受新的自己、喜歡現在的自己，由感人血淚中看見希望、體會人生的真善美。

感恩並祝福李溫老師，祈願大家藉由好書分享，由她的治癒日誌中學習更多，讓我們一起來幫助需要幫助的人，將這溫馨、溫暖的愛，傳出去（pay it forward）！

臺灣大學學士後護理系

高碧霞 主任

以堅強的心面對癌症

　　想不到在我有生之年，會有這樣的一個機會為我的病人寫的書做序。

　　而我，就是書中被形容的那位「嘴賤又機車」的醫師。

　　一般人生病和醫護人員生病，想法和作法會有什麼樣的不同，大家可以從這本書中去探討；生病的人會怎麼想、會需要什麼，治療的過程可能會遇到什麼樣的問題，本書也可以給大家一些參考的意見。

　　很多人在被診斷是癌症時，常會有的想法是——這是真的嗎？為什麼會這樣？為什麼是我？要不要換醫生？

　　而我的感覺是，被診斷為乳癌的患者，尤其是年輕的女性，更會有這樣的想法。會想要選更資深、更有名的醫生或更大間的醫院。這可能和病人屬性有關，也可能是因為這個病會牽涉到 Body Image 的問題。雖然乳癌治療，現在已經有比較標準的治療模式，但病人還是免不了會有這樣的想法。

　　究竟該如何面對乳癌這件事？這可能要當事者才能真的體會吧！如果說，真要給什麼建議，那就是「面對它、了解它、理解它，然後接受它」，要學習接受不完美的自己，以

及學習如何和它和平共處。其次，要有一顆堅強的心靈，這很重要，而且你在意的事物也會成為你的後盾（比如，說家人、宗教信仰、喜歡的事物等）。

　　每一位乳癌患者都是獨一無二的，治療的方式也會有所差異，所以跟你信任的醫師做好討論和配合，就是幫助和完成治療的不二法門。

　　在門診，很常被病人問到，有沒有什麼東西不能吃——

　　我想說的是「吃原型食物，是最好的」。現在很流行保健食品：葉黃素、大豆異黃酮、薑黃等，太多了，這些加工萃取過的東西，真的有必要吃嗎？這是大家需要去思考的問題，因為疾病和個人體質以及吃下去的東西，是脫離不了關係的。

　　作者的這本書是一段心靈的抒發和真實的體驗，也希望大家能從書中得到一些收穫與啟發。

臺大醫院雲林分院

許松鈺　主治醫師　2022/4/10

意料之外的天選之人

在臨床擔任麻醉護理師十多年間，癌症病人對於我來說，就是我站在手術床前，協助他／她睡著後，讓醫師把病人身體打開、切除組織或器官、放引流管、縫合後，再叫醒，「手術」的意義是等於生命徵象是否穩定，傷口疼痛與否，過程有無失誤，術後合併症有沒有出現。

在醫學的訓練之下，我們理性、果決、精準、確實、不容失誤，運用了儀器顯現出精準的數字、圖像與各種警示音，幫助我們在手術中做正確的判斷。我們插管、給藥、輸液、急救等，為的就是幫助躺在手術床上──這個癌症病人、我生命的過客，可以順利從手術麻醉狀態平安回到人間。

然而，老天卻突然把我這個配角提升至主角的角色，從站在手術床旁變成躺在手術台上，「癌症病人」不再只是我生命中的「過客」，而成了我甩不掉的形容詞，同時也是一種帶著失落及失望的代名詞，吐、暈、喘、手術也不再是一種症狀的描述，而是我心裡的痛、是我的未來、是絕望、是與自己獨處、是賭注，也是一個最卑微的期待與盼望。

當我從麻醉平安回到人間時，癌症已成為我最貼心的朋

友，它已深深地烙印記號在我胸前，而且一輩子停留。

記得醫師對我說出「你得了癌症」這句話時，我回家哭了好久，朋友們陸續來安慰我，每天都充斥著低迷的氣氛，直到有一次，有位朋友突然打電話跟我說：「我覺得安慰你也沒什麼屁用，不如你把罹癌過程寫下來，幫助別的病友好了。因為過去我家人得乳癌時，都找不到別人分享完整的治療過程，再加上你的醫療背景，應該可以給病友一些不一樣的觀點！如何？」就這樣，我發現自己有除了「哭」以外的事可以做了。

過去很愛辦活動的我，於是先幫自己直播，辦了一場剃光頭派對，讓朋友一人一刀的把頭髮剃除，其中有淚有笑，目的除了想通知我的朋友們我得了癌症，現在要開始面對治療之外，也想試著用這樣的機會陪伴同樣正在受苦的人，告訴他／她，我們可以一起努力；想讓正在暗自哭泣的人知道，有人跟你一樣倒楣，沒有關係。

後來我就在網路上用文字記錄自己的心情、治療、手術、復健等發生的各項事情，身邊的醫療工作者們就幫忙運用自己的專業知識來幫病友解答，沒想到真的就有病友因為我們的分享受益。

我是李溫，我得了乳癌，這是我用來記錄治療大小事的地方，只要我的分享能夠有一點點幫助或安慰到正在痛苦的你，這樣我就非常滿足了。

把榮耀歸給上帝。

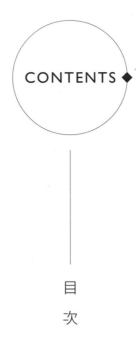

CONTENTS ◆

目
次

〈故事的開始〉
生命中的意外：乳癌找上了我 *023*

〈漫長的治療路〉
化療、手術、放射線治療 *101*

〈試著接受新的自己〉
重健。復健。血淚史 *185*

〈關於乳癌的你問我答〉Q&A *215*

生命中的意外
乳癌找上了我

———————— ◇◇◇ ————————

即使是一位看盡生死的麻醉科護理師，
在聽到自己罹癌的剎那，也和一般人一樣：
震驚、不能相信、否認、不得不接受，
到最後的調整心態去面對。
在疾病面前，任何人都沒有特權。

———————— ◇◇◇ ————————

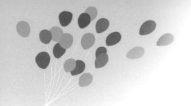

我得了乳癌

人的一生總有很多的意料之外。
在家家戶戶準備迎接歡樂的新年時，
我迎來了生命中的意外：癌症。

— ❀ —

2021/02/17，就在過年前一天，我確診得了乳癌。沒錯，我得了乳癌。

自己也很震驚，怎麼會是我？

我打開電腦，偷偷查看自己的檢驗報告（這就是在醫院工作的好處），一看到是惡性腫瘤，原本嘻嘻哈哈不當一回事的我，心中開始不斷自問：「這個報告是我的嗎？弄錯了吧？會不會是檢體貼紙貼錯？」我一直不斷核對名字、病歷號、生日、身分證字號，沒錯，報告上明確地指著我說，對，是你，你得了乳癌。

於是我開始思考，那我還能繼續工作嗎？會怎麼治療？保險給付如何？要聯絡什麼人……平常是計畫通的我，冷靜的開始在腦中盤算各種問題，好像得到乳癌的不是我一樣。直到在診間坐下，醫師第一句話就說：「你應該看過自己的報告了

吧，是惡性的。」這時，才把報告跟自己連結了起來。

眼淚嘩啦啦的流，再也聽不清醫師講什麼了。

只聽到檢查、人工血管、化療、標靶、副作用、掉頭髮、乳房切除手術、電療這些重點字，但內容我完全都不記得了。當下彷彿是電影畫面——「只看到醫師嘴巴在動，但什麼都聽不到。」

出了診間，心情平靜了一點後，剛好我的髮型師 LINE 我：「現在客人都結束了，如果想要早點來護髮，可以早點來，就剩下你了，新年快樂。」

我回答她：「我不去了，我之後要化療，頭髮會掉光，不用護髮了，我好氣喔，我才剛燙好ㄟ！！」

這幾天我一直想，應該要把這段過程記錄下來。所以我會開一個粉絲頁「李溫的少奶奶養成日記」來記錄自己治療的大小事，也或許哪天我離開了，至少我還留了點東西在世上。

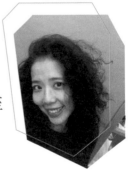

掰囉，我的頭髮，改天再見。

喜樂的心乃是良藥，憂傷的靈使骨枯乾（箴言 17：2）

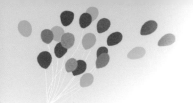

該怎麼說出口

該不該說？該怎麼說？該和誰說？什麼時候說？
是每一位罹癌病患或患者家屬都經歷過的痛苦糾結。
該用什麼樣的態度和心情，
陪著患者一起走漫長的治療路呢？

— ✿ —

年輕人得到乳癌，很擔心的一件事就是如何告訴父母。
我問了自己的朋友們，什麼時候才是最佳的公布時機？

過完年再說吧，不然每年過年都會想起這件事誒～
吃年夜飯後再說吧，不然怎麼吃得下？
不要說吧，等治療一陣子再說。

各式各樣的建議都有，但沒有一個是標準答案。
因此，我就跟我妹討論（強烈建議生小孩至少要生三
個，永遠都是最好的朋友）。

我：安妮，我什麼時候要講？吃年夜飯前嗎？
妹：我也不知道。

我：我超怕他們兩個撐不住。

妹：對啊，我也擔心。

雖是最好的商量對象，結果也是沒有結果……

每年過年，我們家都會一起做家庭禮拜，最後也會分享今年和明年的展望。

今年我媽剛好分享「雖然有苦難，但是耶穌使我們平安」的主題來勉勵大家，分享結束後，我心想，你既然都講到上集了，我就乾脆接著分享下集：

今年實在是很妙的一年。本來計畫去美國工作，下定決心離職了，沒想到因為疫情的關係，改變了我原本的計畫，但也為我帶來了一個大家都說讚的工作，然而我（老師說讀文章就是要看 however 後面，因為是重點）……

說著說著我忽然哽咽，妹妹輕輕握住我的手鼓勵我。我媽趕緊問道，「怎麼了？」

我深吸了一口氣，說我得了乳癌，醫師說要化療，下星期要放人工血管，之後要開刀。

我忽然發現自己一口氣說完後，心情似乎還好，於是笑了出來。

這時趕快偷看兩老的反應。

我媽開始掉淚，我爸雙眼緊閉，像是怕自己流淚似的

（我從來沒有看過我爸哭，除了爺爺奶奶過世時）。

家人們開始問起事發經過，最後大家一起祈禱，沒想到哭一哭之後就笑了，我媽還安慰了大家。

最後，大家還是開心的吃年夜飯，並對我說：「很高興你有告訴我們，這樣我們才可以幫你禱告。」

然後我說，「ㄟ，你們明天要陪我去選假髮喔！」

「好啦。」

主不取消疾病，卻給你意外的平安

「祂對我說，我的恩典夠你用的。因為我的能力，是在人的軟弱上顯得完全。」（林後 12：9）

我的墓碑

「死亡是每個人必經之路」這句話其實沒那麼正確，
正確的說法應該是，「死亡是每個人必然的終點」，
與其恐懼死亡的來臨，不如專心的面對即將來的治療。

—— ❀ ——

2021/02/18，大年初一。

一起去墓園看家人，媽媽告訴大家今年墓園「新入住住民」的故事，每個人的碑上寫著名字、生死日期，還有墓碑主人後代的名字。

忽然間我看到一個墓碑，這時我媽說：「這個是年輕人。」乍看之下我覺得哪裡怪怪的（我沒有要講鬼故事請放心），左看右看才發現，他的墓碑上左側是空白的，沒有任何名字。

我就問：「為什麼他的墓碑都沒寫字？」

這時我媽說：「啊，他過世時沒有子女，墓碑好像不會把父母寫上去。」

當時我其實沒有多想，只是靜靜的看著那個年輕人的照片。我媽忽然說，「你放心，你走了，我會把我們大家都寫上去啦。」

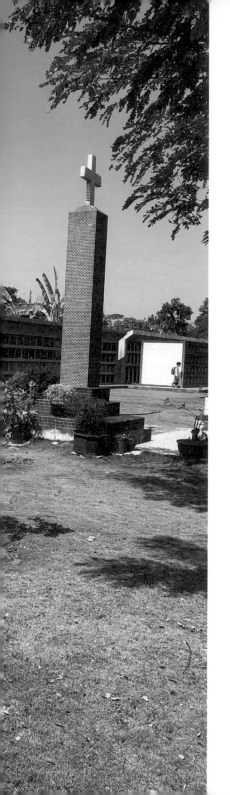

於是我說，「那我要先來選個喜歡的位子。」「記得我要面對這邊喔。」「然後我的照片要用我之前拍的大頭照，我覺得那張最美。」……

爸媽開始接受我或許會比他們早過世的可能了，還能跟我開這種玩笑。

罹癌後，我最在意的一件事就是對家人感到很抱歉，尤其是對父母。我感覺自己很不孝，讓他們這麼老了還要擔心我，為我流淚。不過看到他們慢慢地可以接受事實，而且可以表達，就漸漸的比較放心了。

我想我之所以能看得開，其實有很大部分就是我的雙親很給力；不是有很多錢，而是有很多的愛。

做最壞的打算，最好的準備。

打理新造型

　　很少人可以一下子接受自己罹癌的事實，
我也一樣，在這個時候，我能為自己做的事，
就是為自己挑選一頂適合且自己喜歡的假髮。

— ❀ —

　　大年初二，我和妹妹、妹婿一起去挑假髮，老人家在家裡看視訊。在當時，心裡已經慢慢可以釋懷，雖然每次提到，還是會鼻酸哭一下下。

　　李安妮，我要挑長的短的？
　　先試試看好了。

　　我和妹妹兩個七嘴八舌，可是當我坐到鏡台前，第一次被戴上假髮，心裡還是有種再被判一次死刑的感覺。

　　店員說，通常頭髮會在化療後兩週開始掉，如果想事先準備，可以先剃光頭；因為有時候看到自己頭髮一撮一撮掉會很害怕。

　　我問，「不能先剪短嗎？」
　　店員說，「短髮也是會到處掉頭髮耶。」

「好吧，那我到時候再抓時間看看好了。」

李安妮，這頂好嗎？

嗯，你要不要換那個？

我試了老半天後，看不出所以然，這時店員問說：「還是妹妹你來戴給姊姊看？」對耶，可以喔。

我妹就開始戴每一頂假髮給我看，我們越戴越開心，我就幫她選了一頂搖滾吉他手必備的山雞頭戴上。

她馬上問說：「今天表演場地在哪？」

我們兩個笑到東倒西歪。

最後，我選了什麼假髮？

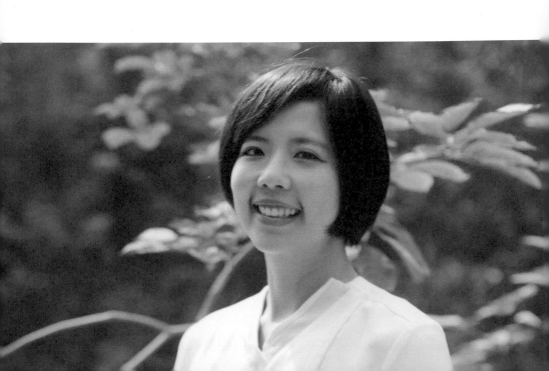

乳房攝影的重要

乳房攝影是一種使用低輻射劑量 X 光透視乳房的技術，
在一個嚴格執行品管的醫院檢查，是十分安全的，
其致癌的風險率極低。
可以偵測顯微鈣化點，發現無症狀之零期乳癌。
適合 50 歲以上無症狀婦女之乳癌篩檢。

— ❀ —

自從得到乳癌，朋友都問我：「你有定期檢查嗎，怎麼這麼晚發現？」

說真的，當知道自己有一個 3cm 腫瘤，且淋巴也有癌細胞時，我深深感到後悔，因為**原位乳癌治癒率可以達 90% 以上。我現在即使治好，復發機會也變高許多。**

說實在，我是一個很鐵齒的人，總覺得乳癌絕對不會是我這個小奶得到，我才不會這麼倒楣咧。

但由於在醫療院所工作，很多年前就知道自己乳房上有一些纖維組織，因此也會有一搭沒一搭的檢查。我之所以會這麼隨便，就是因為每次的檢查結果都是沒事，定期再追蹤就好。

不過，2019 年末，我還真的有去做了一次乳房超音波檢查，因為腋下偶爾會有點痛，自己覺得擔心就去追蹤。不過當初檢查的結果又是「再追蹤就好」，因此我就不當一回事的想說，那有緣再追蹤吧。

這次我為什麼這麼積極？

那是一月中，我忽然摸到了一個硬塊，當時我也不覺有什麼了不起，因為常見乳癌好發部位是外上 1/4（就是靠近腋下那邊），摸起來不會痛；我的是長在內側下緣靠近胸壁處，摸起來會痛，加上沒有乳癌家族相關病史，因此心裡直覺應該只是一些纖維瘤吧。現在真心感恩這個腫瘤卡到我內衣鋼圈，每天造成不舒服，我才想要面對它，不然我應該會繼續放著，等到忽然有天爛掉了才發現吧⋯⋯（不要罵我，我被唸過很多次了。）

重申一次，乳癌在胸部每個地方都有可能，常見症狀為出現無痛腫塊（不過我就會痛）、乳頭有不正常分泌物（我沒有），甚至腋下淋巴腫大（我也沒有）。

所以各位女性的大家，趕快去做乳房攝影吧！！

根據國民健康署資料，乳房攝影對乳癌偵測敏感度達 90%，乳房超音波只有 50%；意思就是跟超音波相比之下，乳房攝影對於偵測鈣化點或腫瘤是比較敏銳的。

但講到乳房攝影，每個人一定都會覺得痛死，我也是被

這樣教導的。

　　乳房攝影就是用一個機器把奶夾扁照相，一開始我真的很害怕，以為會像滿清十大酷刑夾手指一樣，痛死在攝影室大喊，「我招了！！我什麼都招了！！」

　　結果我真心覺得，如果疼痛指數到屁滾尿流是 10 分的話，夾奶大概 5 ～ 6 分吧。只是拍照時要被擺成不符合人體工學的姿勢（大概就是被壓在牆上，胸部還要硬挺出去之類的 ∧ ∧）。

　　最後提醒大家，**乳房攝影也有補助喔，每 2 年 1 次，40 ～ 44 歲且二親等以內血親曾患乳癌，或 45 ～ 69 歲婦女，快點去檢查吧！**

可以用超音波檢查取代嗎？

國民健康署針對國人40～49歲婦女所進行的乳癌篩檢隨機試驗結果顯示，乳房X光攝影比乳房超音波更容易發現初期腫瘤。

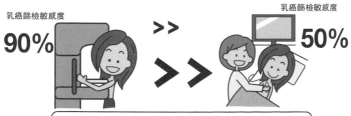

乳癌篩檢敏感度　**90%**　>>　>>　乳癌篩檢敏感度　**50%**

乳房攝影可偵測鈣化點及零期乳癌（原位癌），是國際間廣泛使用的乳癌篩檢工具喔！

＊資料來源：國民健康署

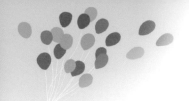

不需要加油

萬一不幸身邊的人或是自己罹癌,

這時最需要的不是「加油」,更不是陪著一起嚎啕大哭,

而是幫忙一起計畫和整理要做的事,然後陪著一起面對未來。

～ ❀ ～

如果有朋友或家人罹癌,我應該要怎麼幫忙或安慰他／她?別急著說「加油」,還有比加油更重要的事呢。

經過這次的兵荒馬亂,我整理了幾個心得:

1. 先不要亂買東西。

2. 預約治療牙齒。

3. 弄清楚保單理賠的方式。

1. 先不要亂買東西

這時候的你,一定很難過、慌張,很想要出一份力;這時可能會有人告訴你,誰吃了什麼很有效,吃完去檢查癌症都好了,或者是在網路上看到別人分享說吃什麼比較好。

這個當下,腦波弱的家屬朋友們一定開始腦補畫面:朋

友或家人化療之後一直吐、吃不下、嘴巴破，看起來生不如死──於是紛紛掏出錢來，跑去醫療用品店來個大採購。

或者付出超貴的心意：到哪個叔公家左轉直走，進去之前先看上面攝影機，敲兩短三長音的門，進去後再右轉，往下走三個階梯，左邊第二個紅色門……

停！初次罹癌時，首先務必要異常冷靜的「停，看，聽」，過馬路的時候才不會……

停，停止掏錢亂買東西。

看，看檢查結果，罹癌後一定會再搭配其他檢查，等到治療方向都大致確定後，看真正需要什麼才買，因為每個階段需要的東西都不同，一開始買的，可能不合適，也可能根本用不到。

聽，聽醫療人員說，**什麼能吃什麼不能吃，**不要像我爸，我得乳癌還差點想去買有賀爾蒙的營養品給我。

試想，在知道得癌前，是不是也都感覺好好的，不會一得病，就馬上需要那些營養品，你買了他也是放在家裡而已，不一定會用到。所以如果認真想要展現心意，我認為不如直接包紅包，讓病人自己買還比較實在。

2. 治療牙齒

化療後免疫力會下降，如果牙齒沒有先治療，可能會

變成感染源之一，此外化療副作用包括牙齦疼、口乾、舌頭腫，這樣會變成很難鑑別診斷是副作用造成，或者是真的需要治療牙齒（而且化療後免疫力低，治療牙齒又是風險），最後會變成惡性循環。

3. 如果有保險，趕快搞清楚給付內容及條件

譬如化療給付 1000，住院每日 5000，那之後就要跟醫師討論，可不可以住院做化療領 6000，不要傻傻地只領 1000。

如果有勞保，請四天以上無薪或半薪病假，或者是失能，都可以申請補助（詳細請上勞工保險局的網站查詢）。

最後，請不要再跟罹癌者說「加油」了，到底要加什麼油？我知道你的本意是想鼓舞人，可是「加油」是一個很空泛的形容詞，你可以說記得多吃一點，有事可以找我聊聊；還是運用心理學的溝通技巧——剛知道自己得癌症時，你心裡感覺怎麼樣之類的。也可以給個擁抱，還是說錢我有，有需要找我……隨便一句實質上可能幫助得到罹癌者的話都比加油好，好嗎？

舉個例，像我的朋友就對我說，我安慰你也沒什麼屁用，不如你把過程寫成粉專好了。你看，有一個可以執行的建議，是不是比加油有效？

強顏歡笑

擔心就說擔心，找可以信任的人商量；
難過就說難過，找可以依靠的人大哭一場，
不要壓抑，也不要為明天憂慮·
因為明天自有明天的憂慮·一天的難處一天當就夠了

— ✾ —

李溫，我覺得你假裝堅強。

有一天，我媽跟我說：「爸爸覺得你在強顏歡笑，其實只是想讓身邊的人安心。」

我跟家人視訊時，他們看著我的笑臉，眼眶有點泛淚，頓時我才意識到，他們覺得我不想讓他們擔心，所以就假裝自己很好。

於是我就報告近況，把嘴巴打開說：「你看，嘴巴沒破。」然後又吃了一口很大口的食物說：「胃口也很好。」然後跟他們說：「我不好的時候，就會說不好，好的時候就會說好，你們放心，我沒有隱瞞。」

那你會覺得難過嗎？當然會，想起來還是會哭。

只是現在程度只剩偶爾，或者是有人在我面前因為心疼我而哭的時候，我偶爾會跟著一起哭，畢竟我本來就是愛哭包，並不是我刻意壓抑，而是真的沒有那麼難過了。

　　我現在真心覺得幸運，是得乳癌，而不是其他內臟器官種類的癌症。現在醫療藥物發達，在台灣乳癌的治療標準非常的精確，又加上身邊有很多朋友一直為我禱告，陪我聊天，不僅給我心理上的支持，還給我很多生活上的幫忙；譬如食物的準備，上班時的支援及醫療上的建議，還有加上順勢療法的協助等等。

　　我忽然發現，原來我有這麼多朋友和家人愛我，我覺得幸運都來不及了。

　　你不擔心嗎？

　　當然會，會擔心。

1. 化療副作用變強，會造成不舒服──可是這些又還沒發生。

2. 身體白血球變少，免疫力變低，無法化療──這也還沒發生。

3. 身體虛弱到無法上班──這也還沒發生。

4. 以後癌症復發──我這次都還沒結束誒。

5. 未來怎麼辦？

　　……

所以不要為明天憂慮．因為明天自有明天的憂慮．一天
的難處一天當就夠了。

(馬太福音 6：34)

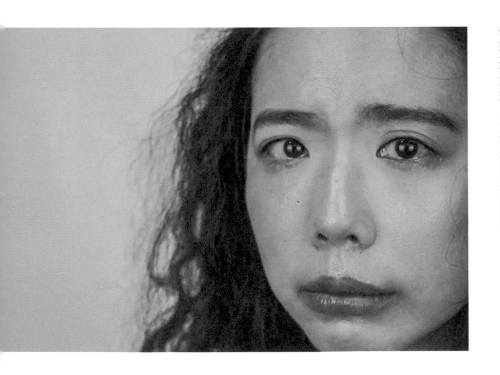

我還是會難過，只是沒有那麼常難過了。

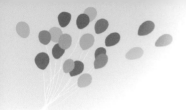

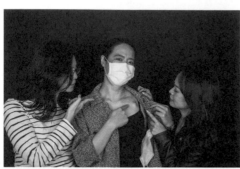

化療用的人工血管，
也就是我得癌症的徽章。

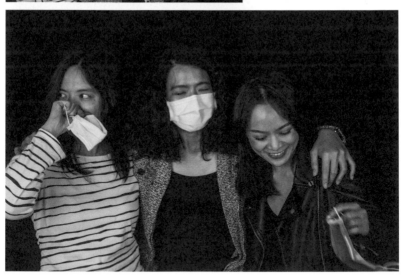

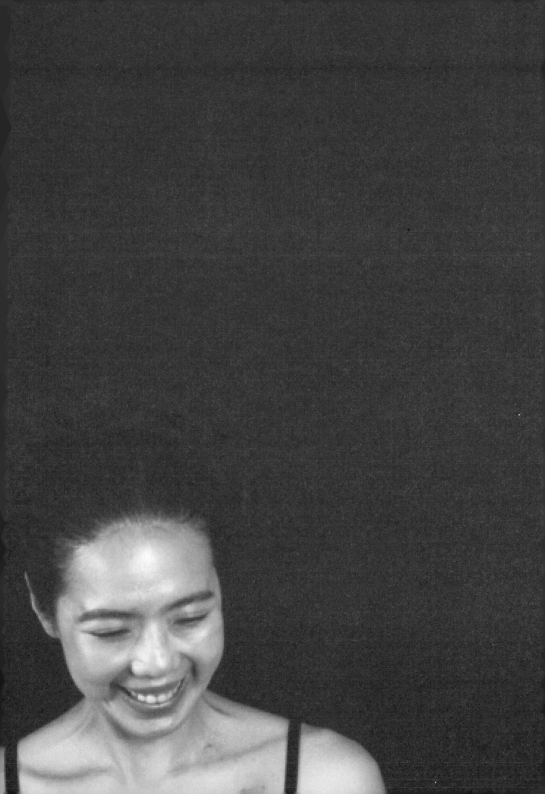

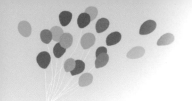

剃還是不剃

罹癌後，落髮是必然的過程，頭髮會再生，落髮也不難，
難在要割捨那原屬於自己身體的一部分；
難在要面對自己不再美麗的現實。
然而落髮之後，我還是找到了讓自己依然美麗的方法。

— ❀ —

To 剃 or Not to 剃，that is a question.（舞台劇腔）

經過了第一次化療後的隔天，我光速辦了光頭派對，在還沒開始掉髮時就提前剃頭，這個決定到底對不對呢？來聽我分享一下個人心得吧。

我覺得剃光頭對我來說，是乳癌治療中最容易也是決定最正確的一件事。重新回想當初如果沒剃頭，我應該會多花很多錢，因為吸塵器被到處落下的長髮卡住燒掉，廁所的水管也會被塞住吧！

第一次化療後的隔天我就把頭髮剃光，但沒想到頭髮依然像鬍子一樣隔天繼續長長，直到化療藥物施打兩週後，它

們這些短短的頭髮才真正陸續跟我告假。

記得第一次看見自己在洗頭後一堆髮根落在手上時，我真的嚇壞了，即便早就知道自己會有這麼一天，但看自己每天的衣領，枕頭上到處都是髮根，這畫面還是太震撼。我慶幸當時有選擇先處理掉長髮，否則看到整撮落髮的煩惱在手上，應該會比這些髮根帶來更大的恐懼感。

另外，在掉髮前先剃頭還有一個好處 ——頭皮是比較健康的狀態。提醒大家，化療一陣子後有些人頭皮會變得敏感而脆弱，如果要剃頭請務必要小心，不要產生傷口造成多餘的感染風險。

落髮是必經的過程，而我們也只能面對，這時想看看怎麼讓自己依然美麗，可以買幾頂漂亮的假髮或帽子，每天換換不同的造型，有時長有時短，有時捲有時直，不想戴假髮，也可以光頭或戴帽子，不想買假髮，也有很多地方可以租，例如「癌症希望基金會」，或者有些醫院也會提供租借服務，另外，網路上也有教大家如何造型自己的假髮的影片，弄完看起來真的超美的，可以享受一下這種特別的造型時光，好像也可以讓無聊的治療生活帶來一些樂趣。

我們要先接受自己的樣子，包容自己一點，也告訴自己，我美麗的樣子不是頭髮給的，是我，本來就有美麗的樣子。

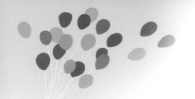

後記

如果再選一次，我還是會在化療前剃光頭，因為除了少一段變醜的癩痢頭時光之外，也少了很多吸地和撈排水孔頭髮的清掃時間。

最後想要給正在對失去頭髮而憂鬱的朋友：我們的頭髮是勇士，雖然不斷地被化療藥摧殘擊垮，但只要藥物結束或有空檔沒多久，它就會開始生長了。化療結束的第五個月，我已開始修剪頭髮，而且重新長出來的頭髮，髮質感覺更好一些喔。

給它一點時間，會回來的。

「常常喜樂，不住地禱告，凡事謝恩。」

(聖經 帖前 5：16-18)

小樹長大了

當那些我曾經帶的夥伴們漸漸的變強大時，
我卻已經變成需要他們守護的人了。

— ✿ —

我是護理師，是照顧人的人，也是需要被照顧的人，因為我得了乳癌。

醫院外的戶外活動空間，那邊種了很多樹，因此有許多動物會在樹上棲息，也有病人會推著點滴到這裡呼吸新鮮的空氣，順便曬曬太陽。

這裡也是我在臨床工作時，陪著我們的菜鳥學員一起去種下小樹苗的地方。

記得當初期許他們可以像樹一樣慢慢扎根茁壯，雖然剛開始在臨床上學習，但慢慢的他們會成長，變成病人最佳的守護者。

我很開心，因為樹真的扎根長大，我的夥伴們也是逐漸強大，而我，變成那個需要他們守護的人了。

第二次化療前，我特地到了這個地方，拿下假髮，打開護理師服，並且拍了這張照片。

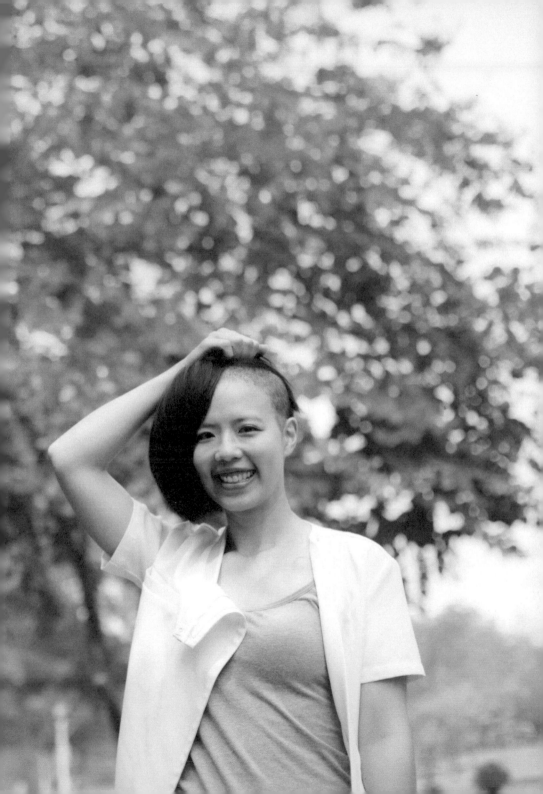

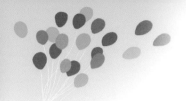

我的髮型師

身為醫療工作者，在面對自己的親朋好友時，
都必須先收起情感，以專業來處理眼前的狀況，
然而，不僅僅是醫療工作者，
如今，我的髮型師也承擔了同樣的壓力。
真心的感謝他。

— ✿ —

癌症，化療，頭髮不見，這很不開心。
新髮型，新髮色，很開心。

化療的人在請髮型師幫她把頭髮理光、換新髮型時，到
底要開心？還是不開心？

我和髮型師 Ting 認識了幾年，每次整理頭髮時，我們很
常聊自己家裡的招財貓，因為我的捲捲（貓名）和他的貓一
樣常常生病，各自都幫獸醫招了幾十萬，也大概是有共通的
話題，我們就變成了朋友。

認識 Ting 的那段時間，剛好是我有點「忙碌」的時候。

我一邊工作一邊完成研究所學業，考到美國護理師執照，離職準備去美國工作，最後因為疫情出不去，覺得太無聊，所以又去宜蘭學衝浪，然後在海灘酒吧當服務生。

每次我們相遇，我都在進行新的人生計畫。

「我好想哭喔」Ting 知道我得癌症後在 Line 上這麼寫。

「該哭的是我吧……哈哈。」我回。

我問她：「我想要辦一個剃光頭 party，讓朋友一起來參加，你有時間幫我剃頭嗎？」

Ting 說，「時間給我，我把時間空下來，或者看能不能把客人移開。」

最後，Ting 貼心的幫我協調，讓我在店裡二樓包場，讓我辦一個私人的頭髮道別 Party，和朋友一人一刀幫我換了新髮型後，再細心的幫我把頭髮剃掉。

最後一刀結束後，她給我一個大大的擁抱說，我終於可以哭了。感謝她在當下堅強的守住髮型師的專業，當我的髮型師，也是我的陪伴者，她剃的頭，會一直陪伴我化療到結束。

忽然間覺得原來髮型師，偶爾也得像醫療工作者一樣，當面對自己熟識的朋友或家人要自己執行醫療處置時，需要暫時把情感擱下，冷靜的處理完所有處置後，再回頭面對自己內心的情緒。這也是我不喜歡幫認識的人進行醫療處置的原因之一 —— 壓力真的很大。

謝謝店家如此貼心，願意安排一個私人空間讓我朋友陪我一起。

　　謝謝每一位朋友，不論當天在線上觀看的，以及在現場的⋯⋯。謝謝 Ting，讓我重新定義了髮型師。

　　其實，回到原點，我心裡是很開心的，雖然生病，但上帝給了我大家，我不孤單。

With you，I am not afraid.

乳房定檢一定要做不管大小

別總想著沒檢查就沒事，因為一旦有事，一切就晚了。

及早檢查，才能及早發現，及早接受治療，

才有恢復健康的可能性啊。

— ❀ —

朋友鼓起勇氣去預約做乳房攝影，而且檢查完了。

然後她跟我分享，她覺得其實不痛，只是夾得比較緊而已，之前只是自己嚇自己。

PS. 朋友的胸部不小（D 以上），所以好像也不是大奶夾了就一定很痛。（謝謝大奶族群的分享）

你可能會想，說不定本來沒事，夾完發現有事怎麼辦？

那你很幸運，快點處理就好了。

我覺得，如果你不夾，萬一很晚發現，之後痛的才多。

你其實沒有忙到沒時間預約做檢查，只是不想而已。

以下提供乳房檢查的資訊

免費篩檢的對象：

◆ 40 歲以上，父母、祖父母、兄弟姊妹有乳癌史。

◆ 45 歲以上女性。

哪些人是容易得到乳癌的高危險群？

1）家中有罹患乳癌者，特別是一等親如母親、女兒或姊妹等更應注意。

2）沒有生過小孩或是較晚（30 歲以上）才懷孕的人。

3）初經較早（11 歲以下經）或停經較晚（55 歲以後）的女性。

4）曾經罹患一側乳癌，或有卵巢癌及子宮內膜癌的人。

5）曾經頻繁患有良性乳房腫瘤的人。

6）飲食上偏高脂肪食物或經常酗酒的人。

7）沒有哺乳過的婦女。

乳房 X 光攝影檢查示意圖

乳房攝影時，壓緊乳房可獲得清晰，並能降低輻射量與幫助固定乳房位置，讓乳癌無所遁形。

乳房排列緊密

讓腫塊無所遁形

沒關係的

弱的時候，你會想把自己藏起來，
還是需要周圍的人給予力量，好讓你支持下去？
「沒關係，會過去的。」
這滿滿的支持，讓我脆弱的心強大了起來。

— ✿ —

我終於吐了，化療藥物讓我症狀一次比一次嚴重。

記得做完三次化療時當晚，我還可以吃點東西，最多只有噁心感，沒想到第四次化療完，我連東西都吃不太下，連朋友買了鹹酥雞來，我竟也倒胃口，他們吃得很開心時，我是拿著塑膠袋準備嘔吐，不是食物味道造成，單純就是想吐。

唉，平常很愛鹹酥雞的我，對於國民美食居然也有沒興趣的一天。

前三次化療完我都腫得不像話，但這次沒有腫，因為我連水都喝不下，多喝了幾口、喝得快一點，馬上就吐出來。

一般來說，化療後四天是最不舒服的。

在這四天裡，我想盡辦法讓自己舒適：我打了止吐針、吃止吐藥、按穴道、拔罐、吃順勢療法的糖球……各種止吐措施，我幾乎全做了。慢慢隨著時間延長一點，症狀就少一點，隨著症狀少一點，我就吃多一點，但基本上，嘔吐袋一直跟著我到化療後四天，才漸漸不再需要。

但經過這次經驗，我覺得吐了反而比較好。因為就像你去畢業旅行，大夥在唱歌吃零食，司機正甩尾走山路，你無法控制的開始暈車，是不是超不舒服？到最後你吐了，之後是不是覺得神清氣爽，又可以開始拿起麥克風唱歌？我也一樣。這次吐了後，又可以再吃，有一種越挫越勇的感覺。

總之，我終於撐過第四次小紅莓 A.K.A. 強力的藥效和副作用聞名的化療藥。讓我的指甲變黑、舌頭變黑、臉也變黑的化療藥，結束第一回合。

下次就要換聽說會讓人「烙賽」的紫杉醇……

後記

從開始治療到現在，才快 3 個月，不知為何，我有種恍如隔世的感覺。

才 3 個月，我忘記自己有頭髮是什麼樣子，也忘記曾經充滿著夢想、意氣風發的那個我是什麼樣子。

才 3 個月，我的情緒一直起起落落，但最近「落」的時候比較多。

或許是適應了化療，所以有更多與自己對話的時間。

我思考，為什麼是我生病？

我生氣，為什麼是我生病？

我難過，為什麼是我生病？

我無奈，為什麼是我生病？

我痛哭，為什麼是我生病？

我發現，當情緒落在這種無限輪迴時，我就越自怨自艾。

最後我換了個方式。即使說不出口、心裡也不這麼想，就是逼自己感謝神給我這個疾病，只不過是痛哭著講出來。

沒想到這招居然奏效了，我又笑了。

我好像突破這無限輪迴的憂傷感，就像我心裡的圓規，重新換了一個中心點，情緒畫出不同的軌跡。

另外，我其實一直還沒能適應用光頭面對生活周遭……有點認識但又不熟的人。譬如住在同棟大樓、平常倒垃圾才會見面、但是都會跟我報告誰家怎樣怎樣的鄰居，又或者是我每次去都會聊上幾句的店家老闆。

因為我不想解釋我病了，不想變成大家聊天的話題，但又想光頭出門，所以出門時，我就會穿有帽子的外套，把頭蓋起來，到停車場直接加上安全帽後，騎機車出門。

每次出門後我才覺得輕鬆。我可以光頭面對陌生人，我不怕人家看我，因為他們也不會跟我進行「關心式的對話」。

今天忽然很想去吃一家生病前很常去的小吃店。以前我

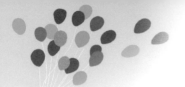

常跟老闆聊天，他也記得我喜歡吃什麼。

於是我穿著外套，把頭套起來，他看見我也是一樣打招呼，然後還是記得我喜歡吃什麼。我走進店裡面坐著，頭皮因為包著帽子所以有點熱，我很想打開，可是又覺得不想要解釋，正在那個時候，他就說：如果會熱，就把帽子拿下來啦，沒有關係。

我頓時有點傻住，但還是把帽子放了下來，然後等著他接下來問我。可是他沒說什麼，只是閒聊了一下：「很久沒看到你，還在醫院工作嗎？」

我說我生病了（我急著想要解釋為什麼我光頭）。

他馬上說沒關係，會過去，不會怎樣的。也沒多問什麼。

我說，謝謝。

他說，幹嘛要謝謝。

其實，這次簡單的對話，對我意義重大。

因為他是第一個看到我生病、最醜樣子的不熟的熟人，他沒有很多疑問，只給我滿滿的支持。

我在想，有時候我自己會想要藏起來，是因為不想讓人看見我最脆弱的一面。不過，好像脆弱的時候，更需要人家幫忙，不是嗎？

兩個人總比一個人好，因為二人勞碌同得美好的果效。

(傳道書4：9)

護師節快樂

這一路以來，陪著我哭、陪著我笑、
陪著我度過一次又一次的痛苦治療；
分擔我的情緒、分擔我想吃又吃不完的食物、
分擔我的工作……他們是我的朋友，也是護理師。

— ❀ —

我在護師節當天，被我的病人臭罵。

護師節當天，我一如往常的帶著學生在臨床上實習，習慣性的和病床上的病人說早安。

她鼻子放了鼻胃管，腸子也放了管子接著機器灌牛奶，手上有營養針。平常女兒會在旁邊，但是今天早上沒有。

我遇見她們時，鮮少看見她們對話，都是各自滑手機。記得唯一一次看見她們在對話，但卻是兩人在口角——當時的情況是，媽媽覺得女兒不關心她，而女兒不爽媽媽這麼說，所以回話自然很尖銳。

那天要幫病人灌藥時，學生發現灌食的空針裡卡著一些黑黑的東西，而且有點凝固了洗不掉。我基於本能地提醒她

說，這個空針髒掉了，可能要換一個新的，會比較安全。

　　忽然病人就對著我和學生大罵：「你看見我旁邊有人嗎？我現在接這麼多管子可以去買嗎？你把所有的管子都拔掉，我就可以走了。」

　　我靜靜的看著她，等她罵完之後，我說：「我能理解你憤怒的情緒，我是為了你的健康跟你說要換這個東西。」

　　然後她又大罵了一次：「我跟你說了，你現在看到我有人在旁邊嗎？不然你幫我把東西都拔掉，我就可以自己去了，聽見了嗎？我沒有人在旁邊，你把我的管子都拔掉，我就可以離開了。」

　　當下我心情居然可以完全不受影響地再說：「我瞭解你生氣，我是想要幫助你健康，所以需要注意這個東西的清潔度。如果你想要自己去，我可以先幫你把所有的儀器暫停，讓你方便去買東西，回來再幫你接上，好嗎？」（學生一早就幫她把儀器架在移動式點滴架，想讓她方便活動。）

　　她沒有回答我。

　　沒想到我的學生這時正好用棉枝硬把空針裡凝固的東西挖了下來，所以接下來就順利的幫她灌藥做治療，結束這回合被病人大罵的治療過程。最後要離開時，我簡單再多問了今天身體復原的狀態，然後笑著跟她說，「如果你想要下樓，隨時告訴我們，我們來幫你弄。」

　　事後，我問了學生：「你剛剛有發現病人有情緒嗎？」

　　因為我怕她被這個狀況嚇到，便想跟她討論一下。

學生說：「今天一早我去的時候，她就講過一次類似的事了，所以今天我直接先幫她換移動式的點滴架，想說讓她好移動。」

我說：「你沒有嚇到？」

她說：「沒有啊，說實在的，我剛太認真在挖，聽不清楚她說什麼。」

然後我們兩個就笑了出來。

下一趟去治療的時候，她女兒出現了，但是背對著她躺在旁邊睡覺，我們去的時候也沒起床，兩人的互動依舊冷冰冰。病人恢復往常的笑臉，對我們很客氣，但我開始有一點可以想像她們平常對話的樣子。

我不知道病人和女兒有多少的愛恨情仇：女兒這樣不爽，她還願意去照顧媽媽；媽媽沒有女兒在旁時變成這麼焦慮，但女兒在時，媽媽又不懂感恩。

其實，有人願意照顧你就是很幸福的事了。

我身邊有很多朋友願意在我生病的時候兩肋插刀，大家一起輪流陪我住院，幫我度過一次又一次化療的過程。

我哭的時候陪我哭，我笑的時候一起笑。

我工作需要支援的時候，義不容辭。

我想偷吃一點鹹酥雞時，大家幫我吃掉其他的。

讓我在異鄉工作，也有滿滿的愛。

我超感恩這些幫助我、陪伴我的人，讓我治療時候拍的

照片依然笑得很開心；不但幫我畫眉毛，還順便補畫頭髮。

雖然現在都掉光了，但是我知道有一天會長回來。

這些人都是護理人，因此我要在這邊向你們致敬，護師節快樂！

喔，對了，我今天第一次光頭出門去倒垃圾了，我變勇敢了。

朋友乃時常親愛，弟兄為患難而生。

(箴言 17：17)

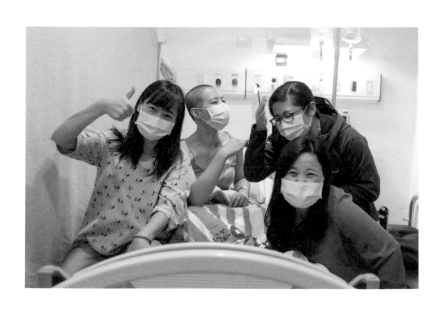

生病不丟人

不想示弱和不想把生病的事告訴人，
在我的理解裡是兩回事。
「不想示弱」是在自己有能力時，
把能力發揮到極致，甚至超過；
「不想把生病的事告訴人」就只是把自己困在痛苦的情緒裡，
逃不開、也跳不出來。

— ❀ —

生病不丟人，怕人家知道我們生病，反而是我們的
心理不夠正常——孫越

今天有人跟我說：「李溫，有人覺得你好勇敢。」

朋友是這樣說的：「有人覺得你勇敢，是因為你大喇喇
的告訴大家，我生病了，而且還把它寫出來。有些人壓根不
想讓人知道自己身體出了問題，想要自己默默療傷，不想示
弱。」

我這才明白，把自己生病脆弱且需要幫忙的一面告訴大
家，是「勇敢」的表現。其實除了倒垃圾時才會遇到的「關
心者」外，我一點都沒有想過要對家人或朋友隱瞞，所以我

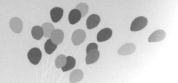

我覺得光頭穿護師服，變成拳頭師傅。

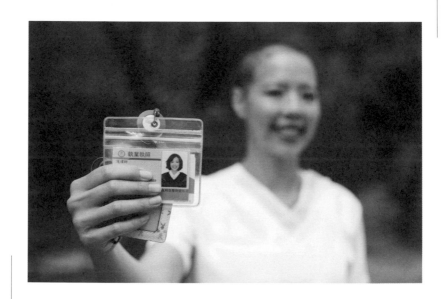

我的朋友們一直是我最棒的支援團隊。

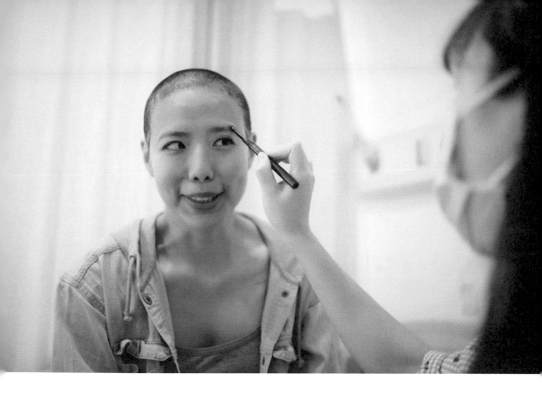

不說還以為是戴口罩的新娘秘書，
正在幫新娘化妝。

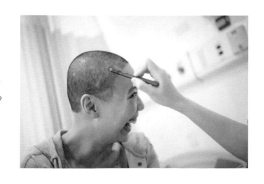

ㄟㄟㄟ，畫到頭皮上去，
這樣不會太浪費了嗎？

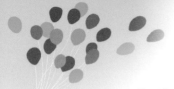

不太懂這種「不想跟別人說我生病了」的心理感受。

　　但是，我倒是懂「不想示弱」是怎麼一回事。

　　我以前常會這樣。如果是我比較上手的事情，或者是我在意的，我就一定要搞到 120% 完美，不能丟人。要讓別人覺得：「哇，李溫就是強。」

　　但其實，我能力所及應該只有 85%，所以我又害怕被人看穿，只好想盡辦法讓自己看起來有 120%。最後又因為假裝自己很強，搞到最後變成不好意思再去請求協助，說穿了就是「怕丟人」。

　　我不知道這和一開始說的「不想讓別人知道自己身體出問題」是不是有關，哎呀，扯太遠了，回到正題。

　　生病，本來就會需要幫忙，說出來真的沒有關係，而且說出來大家才知道你發生什麼事，才能夠幫忙。

　　身上有疾病，不是丟人的事，所以不要因為疾病而否定掉自己。

　　我知道在這專業領域裡有些病友，也或許有些人正在陰暗處獨自哭泣，不敢說。

　　我們一起勇敢，加油。

　　願你凡事興盛，身體健壯，正如你的靈魂興盛一樣。

　　　　　　　　　　　　　　　　　　　（約翰參書 1：2）

有時想吐，但嘔吐袋找不到時。
這時就需要有人出手相助。

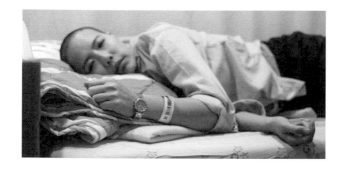

身體虛弱，
真的不用假裝自己可以。

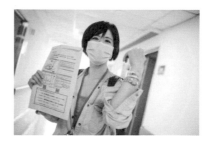

從沒想過，
住院會變成每個月的例行公事。

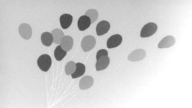

生病已經不是生病，
是一種生活

生病後，要面對和接受自己的「不一樣」

真的不是說到就可以做到的事，因為治療而改變的外表；

因為要接受治療要改變的生活型態和飲食；

因為生病而被迫改變的心情……

但我選擇饒了自己，不再覺得自己是可憐的，

而是以一種健康的心態和生活模式來面對生病這件事。

～ ❀ ～

我又恢復了元氣，這次花了 12 天。

打電話回家跟家人聊天，在我們隨意的談話間，也常聊到病情。

媽：「你不是腫瘤不見了嗎，為什麼不能停止化療？後面打的這個藥，感覺讓你很辛苦。」

我：「我之前也偷偷想過，不過這個好像是我的畢業門檻，要做完這些治療，才能算結業。」

媽：「還有 3 次，每次都要不舒服這麼久。」

我：「沒有，我只剩3次了。」

蛙人訓練就快要到盡頭了，我期待挑戰天堂路的那天，而不是被退訓。

雖然這個訓練讓我掉髮，指甲變黑、還不時隱隱作痛，想要跟我的甲床分離；偶爾全身痛、皮膚癢、白血球和血色素低，但總是會復原，分別不過是快和慢而已。

不過，我運動，讓自己的肌肉變強；我學做菜，開始注意營養的搭配；我發現沒有酒精，下酒菜還是很好吃；我每天早睡早起，自己有更多的時間，開始了一種新生活。

一開始光頭面對大家時，會有一種「怕別人會覺得我很可憐」的感覺，經過上次店家老闆不經意的告訴我「沒有關係，不會怎樣」後，我就試著放開自己，告訴自己「我只是暫時而已」；再者換成別人是光頭，我好像也不會覺得那個人怎樣了。

因此我鼓起勇氣，光頭走出門、光頭搭電梯、光頭倒垃圾、光頭去全聯、光頭和隔壁鄰居聊天。

最妙的是光頭去銀行辦事，行員要看我的身分證，確認本人和照片是不是一樣，所以請我拿下口罩。當下我就笑了出來，問道：「你看得出來是我本人嗎？我沒頭髮ㄟ。」

是的，我解放了，我選擇饒了自己，我讓我自己不覺得自己可憐。

我開始健康的看待自己「生病」，幫自己「去可憐

化」。

　　最後，雖然我很想，但我不能蹺掉化療課——因為化療老師很機車，上課無聊又很多問題，還派很多回家功課讓你讀到吐；最煩的是每次都要點名，叫到你還要你大聲喊「有」。

　　「什麼名字？」「生日幾號？」「要上化療了喔！」「李溫，10月……」等一下，我把嘔吐袋備好。

他要像一棵樹栽在溪水旁，按時候結果子，葉子也不枯乾。（詩1：3）

我從前風聞有你，現在親眼見你。

（約伯記42：5）

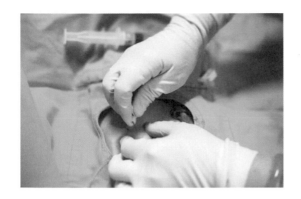

上化療課了，開始點名。
叫什麼名字？生日什麼時候？

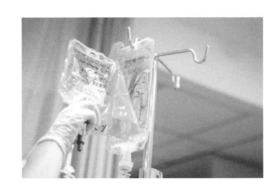

化療課真的很無聊。

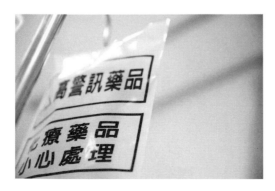

相片都說了，還要我解釋什麼？

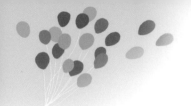

留下什麼在你心中

對，我會死。誰不會死呢？
生命的長短並不是重點，
重點是在，當我們離開後，
會留下什麼，在還在世的人的心裡？
我想留下的，是信心、溫暖和當你需要時，
都能得到的安慰。

— ❀ —

對耶，我會死。

罹癌後很多人想要安慰我時，都會跟我分享說，他認識的某人得乳癌接受治療後有良好的預後，叫我不要擔心。隨著治療過程，看到腫瘤消失，我因此堅信好好的接受治療，就會有好的預後。

前陣子我妹妹給我一個禮物，上面印著一位插畫家的作品。它是一個杯墊，杯墊上用著暖暖的色系，描繪一個微笑的女孩牽著一隻可愛的羊，一起在美麗的森林裡行走，天空中還有幾隻鳥飛過。

杯墊裡還夾著一張卡片，卡片的上端寫著一段經文：

「我以永遠的愛愛你，因此，我對你的慈愛延續不息」

（耶利米書 31：3）

　　卡片的下端寫著：親愛的曉綺姊妹已安息主懷，感謝大家 9 年來持續不斷的代禱與關懷。杯墊的畫是她在病痛期間所畫，紀念神不離不棄的愛。

　　「她也得了乳癌，在罹癌後，開始畫畫，結果變成了插畫家，杯墊上的圖是她的作品。」這是我妹告訴我的。

　　我一看到這個圖畫，就不禁眼眶泛淚，因為我完全可以體會她在治療中的不適，但是她在病痛中卻還可以畫出微笑的女孩，我相信畫中那個女孩就是她自己，這畫的感覺是多麼的溫暖而且有力量。

　　我很想知道她這 9 年來到底怎麼了，最後發現她嘗試很多次很多種治療，結果對藥物反應都不好。

　　我不禁就想：對齁，我也是有可能之後對藥物反應不佳，或者又復發，最後就死掉了。畢竟這是一個長期的過程，不是撐過一次化療、接受手術，然後再放射線治療就保證結束，這點認知讓我有點沮喪。

　　說真的，每次看到有人因癌症過世，或者癌症復發的報導，都會一直提醒我：對耶，我有可能會死，不是每個人都能抗癌成功。

很久以前，我就跟朋友和家人說過，如果我過世，我的喪禮要辦得跟忘年會一樣，還要舉辦抽獎，因為這樣的喪禮比較有趣。會場不要有花，但是有服裝規定；要有氣球、棉花糖機還是泡泡機之類的。

　　當時我朋友問：「抽到大獎時我應該要笑還是要哭？很尷尬耶。」

　　我的家人說：「哪有人這樣辦喪禮的啦？！」

　　我妹則說：「園遊會式的喪禮，會不會更好些？」

　　我不知道我的癌症會不會控制得好，或許也會復發。

　　不過，我記得有一次談天時，有個朋友告訴我，他兩個家人在短時間內相繼離世，讓他感覺人生無常，所以他現在選擇把握當下，快點做自己想做的事。

　　說的也是，留在世上多久不是重點，重點是當你離開後，放了什麼在別人的心中。

　　曉綺雖然走了，我相信她放了很多溫暖、信心以及安慰，在她身邊的朋友，以及看到她的畫作的人身上，我就是其中之一。

　　再過幾天我就要接受第 7 次化療，到時候再報告近況。

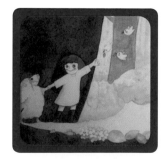

它是一個杯墊，杯墊上用著暖暖的色系，描繪一個微笑的女孩牽著一隻可愛的羊和幾隻鳥在天空，一起在美麗的森林裡行走。

貪吃鬼是我

人世間有一種行為叫做「互相」。
十顆正統的台南碗粿，
不僅僅是安慰了我對「家鄉味」的思念，
同時也溫暖了我的心。

— ❀ —

昨天看到一則新聞：一位姊姊上網問，有沒有人可以幫忙買某牌蘋果汁給癌末的弟弟（因為弟弟的狀況不是很好，好不容易想吃東西，但是姊姊住的地方缺貨）。結果網友居然自發地從新北開車到台中，就為了送蘋果汁給弟弟加油。

沒想到，類似的事情居然也發生在我身上，不過，我只是因為貪吃，不是狀況變差，真是不好意思。

事情是這樣的。

我的朋友常在臉書上團購各式各樣的東西，她從學生時期就眼光獨到，總是知道大家喜歡什麼，她開的團總是令我心動不已。不過幸好我還是有理性的，很多時候都可以在緊要時刻剎手，沒寫「＋1」。

沒想到一山還有一山高，這次居然給我開團碗粿。網頁上雖然只簡單放了一張照片，但你知道的，照片就是可以讓人有無限的腦補畫面。

我看著照片，想像碗粿上面鋪著厚厚的醬汁，然後我挖著大大一口粿，配著裡面炒香的料和香氣十足的蛋黃，放到嘴巴裡咬一咬，再吞下去……整個燒起來啊！

吃碗粿是我在台南成長時很重要的儀式之一。小時候到市場工作，一定要去買一碗再配上其他的食物，如果沒吃到就等於沒來過。所以好吃的碗粿對我來說，是一種想念。

但是我心想，現在疫情這樣，宅配都不方便了，更何況是冷藏宅配，我朋友應該只有開放在台南的店裡取貨吧，所以只好殘念的默默留言說：好想吃喔……

結果，我的朋友沒多久就傳訊給我說：幫你訂 10 顆。

我說：蛤？可以宅配喔？

她說：碗粿店老闆有看你的粉專，想要請你吃，讓你吃飽飽對抗癌症。

兩天之後我就收到了。收到後立馬炊了兩個，炊好再淋上醬汁燜 3 分鐘。天啊，好讚喔，是我的台南口味碗粿，是我的想念。

總之，我要謝謝入選台南百家好店「林家碗粿」的老闆，謝謝你的溫暖、良善和體貼，讓我在化療 1 週後、吃什麼都不對時，成為我的救星。但是我知道你一定不會跟我收錢，所以我會用林家碗粿名義，捐款給我信任的台南在地的

動保單位「烏漆媽黑」。雖然那是個很小的動保單位，也沒有太大名氣，所以大多是義工，大家平常工作忙碌，要一、兩個月後才會在網頁上出帳（沒有捐款的報稅證明），但我長期關注他們，真心覺得他們認真在幫助流浪動物，也希望他們可以永續經營。

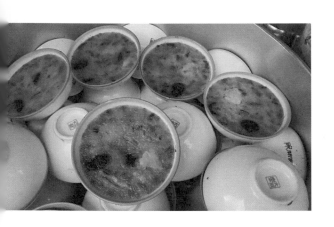

PS. 碗粿、米糕、粽子一定要台南口味的啊。尤其是筒仔米糕，我真心不懂它到底是什麼東西；米糕就是要有肉燥、魚鬆、花生，上面再一點香菜啊。好吃的碗粿照片，讓我整個燒起來啊！

我凡事給你們做榜樣，叫你們知道應當這樣勞苦扶助軟弱的人，又當記念主耶穌的話說：「施比受更為有福。」（使徒行傳 20：35）

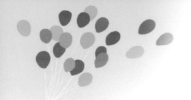

種下種子

> 無論是生病歷程，或是我的所知所學，在生命終結之前，
> 我都希望能以任何一種方式散播出去，
> 給所有可能需要的人，就像播種一樣，播下越多的種子，
> 將來能幫助的人就越多。

— ❀ —

老師和學生的關係，是生命影響生命的歷程

——TFT 執行長劉安婷

生病前我是第一線醫療人員，當時工作的單位有個為期一年的教學訓練計畫，我的上司覺得我可以接接看，我也喜歡，因此就接了。一年以後，這個訓練計畫成功結束，我也因為這個計畫，得到公費去史丹佛大學參加教學研討會的機會。

在這一年當中，我發現教學過程中很像在蓋房子，老師給學生的課程或者討論等，就像給學生新的材料或技術，讓他們自己運用後，慢慢的建構出自己的建築物，因此漸漸的，這些學生會發展出自己的一套照護模式及技術。

而我也因此喜歡上教學工作，因為你可以看著他們慢慢

成長強大，當他們做得好時，就會覺得與有榮焉。

　　生病後，不知是老天的眷顧，還是幸運之神降臨，我從臨床第一線醫療人員，變成臨床帶護理實習生的 1.5 線醫療教學人員。

　　喂，李溫嗎？
　　×× 需要請假回家照顧臥床的父親，因為他的家人腰受傷了需要有人輪替，所以學生想在某日假日補實習，你可以出來上班嗎？
　　可以啊，沒問題。
　　真的嗎？你這樣會不會太累，假日還要上班？
　　不會，不會，沒問題，我可以。

　　掛完電話，我其實有點揪心，因為我家裡曾經有臥床十多年的奶奶，所以大概可以理解這位學生家裡的照護壓力。而這件事在我腦中轉了好幾天，想說除了幫忙補實習，我還可以做什麼幫忙他家減輕照護負擔。
　　忽然間，我想到過去我曾經想要辦但沒辦成的「高品質照服員訓練班」，當時買了轉移位工具想當教具，所以有移位滑布和手套一直丟在家裡還沒拆封；又想起在日本節目曾經看過、但還不曾練習過的省力轉移位技巧。
　　就是這個了，我把使用方式影片傳給學生。

補實習當天，除了練習一般護理照護實習外，我們花了一段時間練習了滑布和照護手套的使用方式，又看著日本節目教的移位技術，一步一步進行練習。

最後一起學會了運用滑布，省力的幫助臥床者往頭側以及左右移動和翻身的方式；還有比課本教的輕鬆 100 倍、不費力的把臥床者從床上移到床下輪椅的技巧。

最後我問他：「這些技巧跟工具可以幫到你和家人嗎？」

他說：「很有用，幫助很大。」

我說：「那這些工具我用不著，你帶回家教家人使用，可以減少他們受傷。另外，這些移位技巧在臨床上很少人會，萬一你以後走臨床變成大師，記得要告訴大家，有個老師假日跟你在這裡練習這些東西，讓我沾光一下嘿。」

他笑出來說：「好，我會。謝謝老師。」

我說：「我才要謝謝你，讓我賺加班費。」

說真的，我只希望把這個種子種在他的心中：「曾經有個護理師用他的專業幫助我，有一天我也可以用我的專業幫助別人。」

另外，我也跟他分享了我的生病歷程，其實我也只是想要偷偷地傳遞訊息，雖然人生遇到不如意的事，但我們還是可以勇敢地站起來；因為當你願意站起來時，就會有人願意扶你一把。

勇敢活出
自己喜歡的樣子

我很喜歡公路旅行，
主要是因為可以自由規劃自己想要的地點和時間，
然後會迷路，迷路後不小心又會發現有趣的東西吸引著你，
讓你忘記迷路的痛苦。

— ❀ —

認識我的朋友，他們常覺得我停不下來，永遠都是個有計畫在進行的人。

我其實也不知道為什麼會這樣，但是我知道旅行影響我很深，尤其是公路旅行。

2013 年很流行「壯遊」Grand Tour 一詞，當時報章雜誌報導許多人去壯遊的故事，而我，一直是意志薄弱很容易受人煽動的人，因此看了一些報導後就決定騎著十多年老摩托車花 10 幾天去環島，那是我的第一次一個人旅行。

印象最深刻的是我安排自己從新竹市區騎上尖石鄉的司馬庫斯，當時我只看著山上的美景照，就決定要去這個地方，我查了資料知道往司馬庫斯的路最後 15 公里當時是人稱

的「天堂路」，本以為可以一邊騎車一邊看風景，但沒想到身歷其境——我以為我在騎越野摩托車，陡上坡、陡降坡、砂石路、髮夾彎、坑洞、用腳幫忙摩托車往上等等，對於路邊的美景壓根忘得一乾二淨。記得當天一大早從新竹市區出發，到了山上好像已經下午 6 點之類的（這當然有包含休息時間）。

　　我一個女生騎摩托上去比較特別，所以當地的牧師還特別來跟我聊天，順便邀請我參加晚上的家庭禮拜，我當時很開心地答應。不過，原來是一場原住民語言聚會，我只好全場禮貌性的微笑。會後，其他的居民帶我走了一段路，到一間普通民宅，敲了幾下鐵門後，有人把門打開，裡面居然賣炸雞排、鹹酥雞和飲料，他們請我吃了鹹酥雞，我想，這應該是「台灣最高的鹹酥雞攤」吧！？

　　當然在那邊也去了神木區，在當地走走照相體驗美景，待了兩晚離開之後，我和牧師留了聯絡方式，之後還有和朋友再騎上去一次（這又是另外一個故事了），牧師也熱情的招待我和朋友，到現在我和牧師偶爾還有問候，前陣子他還寄了水蜜桃給我。

　　根據維基百科解釋「Grand Tour」原是指流行於歐洲的一種透過長途跋涉的旅行而進行的成年儀式。而現今的「壯遊」則有了它延伸的意涵。簡言之，「壯遊」是胸懷壯志的遊歷，一般來說包括了三個特質：旅遊時間「長」、行程挑戰性「高」、與人文社會互動「深」。特別是指經過規劃，以高度意志徹底執行的遊歷行為。

雖然維基百科的壯遊定義，跟我的山上吃鹹酥雞故事相差很遠，但是對當時的我來說，無疑是我人生裡最強的壯遊，也開啟了我發現「原來我可以做到我以為我做不到的事」。我想，應該是從那年開始，我的朋友就開始覺得我永遠都有新鮮事發生，好像停不下來。

　　我喜歡這樣的自己，沉浸在自己現在喜歡的事情，很努力去享受學習的過程，不管到底適不適合我、有沒有用、會不會成功，因為我覺得每一個事件都會是一塊拼圖，如果少了一塊圖片，人生畫面就不會完整了。

　　努力過後，試過，不行了就給它過去，至少我收集到這個拼圖了。

　　譬如，有一陣子我開始學滷肉，到最後雖然大家叫我不要再滷了，豬都白白犧牲浪費了，當時我也變成朋友心中暗黑料理界的達人，不過有趣的是，我偶爾做了好吃一點的東西時，他們都會給我很大的掌聲跟肯定，所以我真心覺得自己廚藝進步，殊不知只是他們對我的標準很低，但是管他的。誰知道，我會不會多年以後真的開了間餐廳名為「闇黑料理」的餐廳，餐廳的源起就可以寫這個故事了。

　　我在生病之後就開始常常想，我可以完成我本來想做的事嗎？

　　我心裡還是很想先當美國護理師拿兩年工作經驗，然後再念美國麻醉護理師博班的計畫。

　　但我知道，這個計畫被打碎了，因為疾病我必須要定期

追蹤，我必須要因為疾病妥協，即使我之前很努力的把美國護理師執照考到，把簽證也搞定了，錢也存了，機票都訂好了，就差一步，就差一步。

我現在所有的事情都要考慮──

我可以在疾病之下完成嗎？

我還來的及嗎，我的病會不會復發？

我會不會就此「經脈盡碎」、「武功全失」，全部都綁手綁腳？

我是不是以後無法繼續做我喜歡的事情了，就因為這該死的疾病？

有時候還是會生氣──

為什麼大家都可以好的繼續自己的生活，就我不行？

其實我很失落，我擔心未來想要做什麼，因為身上有病，只能眼睜睜看著機會溜走。

可是，現在有癌症就是我的樣子，這就是現在的我。但是我還是以前那個喜歡冒險的那個人，沒有變啊。

最近收到朋友跟我分享的一本書──周建志《把自己愛回來》，書裡面提到：當人可以「擁抱」自己生命的陷落與不堪時，也才能「超越」生命的陷落與苦難。

這給了我很大的啟發，因此我開始想著，我有什麼以前想做的事還沒做的，而且是在我身體許可範圍裡可以完成的？結果我真的想到好幾個，我興奮地把它們記錄下來。

沒想到的是，因為我身體生病，反而讓我體驗到時間的倒數感，以前還會考慮東顧慮西，現在反而告訴自己，快點

衝不要浪費時間，要收集什麼拼圖就去收吧。

　　換了心境後，我反而可以接納自己身體的不完美，想辦法在取得平衡下，開始向前推進，繼續做讓我開心的事情。

　　或許現在有些人也陷入失落之中，雖然有殘缺，但沒有關係，你還是原來的你，我們一起站起來，繼續做讓自己開心的事，活成自己喜歡的樣子。

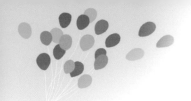

自己能站起來，
才是對家人最大的幫助

理智告訴我，我不再是以前的我，
但我始終在試探自己究竟能恢復到什麼程度，盡一切努力。

— ❀ —

　　我過去大多在手術室裡工作，但偶爾也要到恢復室支援，在恢復室時，最常處理的是手術後疼痛的生理問題，這個很簡單，打止痛藥就可以解決，但其實我害怕遇到病人一看到家屬入內就崩潰大哭，這種心理的痛，我常常不知所措，但還好都有家屬幫忙安慰病人。

　　我記得有一次，病人是二十多歲的年輕男性，因為工作車禍，後來單腳截肢，他在媽媽進恢復室探望離開後，自己才開始默默地流淚，當時我覺得他需要一點時間接受腳被截掉的事情，所以我只有上前遞了衛生紙和一個小垃圾袋，給他一點時間發洩，沒想到一段時間後，他哭得越來越激動。

　　當時我剛好有一個空檔，於是我走去站在他的床邊，幫他再補了一點衛生紙，看著他，拍拍他的肩，當下我什麼安慰的話也說不出來，因為我知道少了一隻腳，不是我說一句

「加油」就可以解決的。

「如果衛生紙不夠，再跟我說。」我說。

他看了我一下，忽然對我說：「我怎麼辦？我少了一隻腳，我覺得我好不孝，讓家裡的人這樣擔心我，家裡已經這麼辛苦了，我還要讓爸媽多這些負擔。」

頓時間，我發現眼前的這個人擔心的不是自己的腳沒了，而是擔心自己沒了腳，對家裡產生麻煩的愧疚感。

我就對他說：「我覺得家人最擔心的，是怕你會從此一蹶不振，永遠站不起來。如果要幫助家人，就勇敢地的復健，勇敢的站起來適應義肢，有新的生活。當你爬起來的那一天，就是家人心裡自由，不再擔心的那天。你很年輕，傷口恢復的會很快，復健應該會很辛苦，不過你一定要，也一定會撐過去。你要過得好，家人才會放心。」

那年輕人跟我點點頭，露出了一點微笑。

這時又有其他病人推來恢復室，於是我就離開去忙了。

一個小時的恢復室觀察時間結束，我把年輕人送回病房，當時的他已沒有在哭泣，我也忘了我和他和他媽媽回病房的路上都閒聊些什麼了。

化療結束兩個月，手術結束快一個月，頭髮眉毛開始長了，手麻的情形有漸漸改善了，上肢水腫明顯改善，但下肢水腫仍然還是有。傷口已經全部都拆線，本來只有左邊有腋網症候群，現在右手也發生，背後和前胸都有很多地方痛痛麻麻，背後血清腫還需要繼續去診間用針筒抽除，我一直幫

自己復健──簡單的伏地挺身和下背肌的練習。

　　我心裡期待身體回到和術前一樣，但是理智還是會告訴自己，永遠不會和以前一樣，所以開始想關於自己決定做這麼大的手術，是不是太激進。

　　我現在正處在「我到底會恢復到什麼程度」，然後不知道自己復原的速度是不是正常，會不會永遠就像現在這樣。但是不管怎樣，我只能往前走，因為所有事情不能，也不可能重來。

　　我會失去信心，但是我告訴自己，只要今天比昨天有好一點點，這樣就好。

　　我正和那個斷腳年輕人一樣，努力站起來，不管生理上心理上都是。

不用勇敢也沒有關係

我們好像習慣鼓勵別人「要接受事實，要勇敢面對」，
但我們好像都沒有給人不勇敢的時間，
說真的，如果換成你是要接受事實的人，
我是安慰你不要哭，說著會過去的那個人，
你真的能這麼快就過的去嗎？

— ✿ —

　　我去關心一個術前很開朗的 33 歲女生，她接受單側乳房全切合併淋巴廓清，並同時接受自體組織乳房重建，這是她乳癌手術後的第 4 天，這也是我第一次沒有穿著制服，以病友身分進到陌生人的病房裡。

　　醫院的朋友問我為什麼想去？我也不知道，就單純想給她一點支持，給她一點鼓勵，如此而已。

　　在外科的臨床打滾多年，醫療常告訴我們，積極的復建是手術後最重要的事，而且最好手術後就要開始依序進行，乳癌手術除了需要注意傷口的復原，還要預防手臂淋巴水腫，以及肩部活動度的維持。如果又有人跟我分享身體復原進程，以及未來治療會發生什麼事，跟我說一些過來人的經驗談，我應該會覺得很受用。所以，當我進入病房前，我就

有先想好了這些談話的設定。

我進到病房時，她看起來沒有表情，寒暄了一會，我問她術後恢復如何？

她告訴我身體很緊繃，傷口還是會疼痛，又掛著引流管，手舉不起來，現在連擦屁股都有點難使得上力氣。我完全可以理解，因為我也才剛經歷過這個過程，我看著她微腫的手，就開始跟她說明術後活動的衛教，以及告訴她術後身體復健的重要性，之後又聊到後續的治療，並且鼓勵她說，我們都可以撐過去之類的話鼓勵。

對談的過程中，她有一搭沒一搭的回覆，和我並沒有太多的互動，就在我以為她是因為有點疲累時，她忽然冒出一句話：

「我覺得我不想要承受這種過程，不管是過去、現在或未來。」

說這話時，她的臉上依然沒有太多表情，但這句話的情緒起伏跟聲調明顯較強。面對這樣的問題，我有點不知所措，不知道怎麼回應，因為跟我原先想好的劇本不一樣。

「可是已經發生了，我們只能一步步完成治療，但是，一定會過去的。」我試圖再給她一點鼓勵，但她沒有任何的回應，也好像不想跟我對話，於是我就草草結束了這次的病友探訪。

我回家後一直回想，我們好像習慣鼓勵別人——要接受事實，要勇敢面對——但我們好像都沒有給人不勇敢的時

間，看到別人哭的時候，就會習慣安慰說：「不要哭，會過去的」，但說真的，當角色互換，你我是不是真的能如此豁達的等待事情過去？

我們在旁邊用「說」的，真的很容易，對於真的要去「執行」的人，每個過程都是「痛」的印記，甚至會讓人心力交瘁想要放棄，這些痛都需要時間消化。

我也知道家人或朋友們都會很擔心你，怕你被這漫長的過程、無止境的痛打敗，從此無法勇敢起來。

但是，各位家人朋友們，可以再多給一些時間嗎？

她已經勇敢的決定接受檢查，接受手術，但還來不及接受後續需要化療、掉髮、停經、工作停止，還有身體樣子的改變。這樣一個愛漂亮的女生，人生忽然遭受極大的轉變，加上排山倒海的問題，的確需要時間讓自己哀傷或憂鬱，即便術前看起來是這麼開朗的人。

每個傷痛都不能互相比較，沒有所謂的簡單或困難。

「你可以好好地大哭，也可以不用勇敢面對，不過要相信當你願意時，會有愛你的人等著陪你一起度過。」若是再重來一次，我想我一定會這麼說。

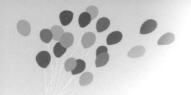

身體心像改變

人生很難。
難在要接受自己從協助者變成被協助者；
難在要接受自己變得不再完美；
難在不僅是要走過陰暗的幽谷，
還要找到再登上山頂的勇氣。

— ✿ —

想趁去化療前先做記錄，免得之後太累又偷懶。

醫師：「上次回去還好嗎？」

我：「就噁心感延長，其他還好，目前還撐得過去。」

醫師：「白血球這次 3600，那就按照計畫進行第 4 次的治療。我們第 5 次化療會換另一種化療藥，也是 3 個星期做一次。在第 5 次化療前會做一次乳房超音波，看一下腫瘤的狀況。如果腫瘤變很小，你想要部分切除，我會放一個定位針在裡面；因為怕化療之後，萬一腫瘤縮很小，最後會找不到腫瘤位置。

不過，你的乳房組織裡面還有大大小小的其他腫塊，如果部分切除，要考量之後又會發生病變的可能性。目前還有

一段時間，你可以想一想再來討論。」

　　我心想：「天啊，我當『少奶奶』的日子真的要來了！」

　　回家時我心裡一直想著這件事情：要不要直接重建？要不要留乳頭，另一邊要不要一起處理，然後乾脆隆乳？

　　腦中太多想法難以負荷，也讓我難過到哭；我原以為自己適應了化療的過程，可以稍微喘息一下，沒想到，又有另外一件事情逼著我開始面對它。

**　　人生很難，我有時笑著，有時哭著。**
**　　正學習在順境中讚美，也在逆境中感謝。**

　　目前我還有體力工作和運動，也正在把肌肉養壯，每天簡單的伏地挺身和仰臥起坐，再搭配其他的下背肌肉練習，同時，我每天吃維他命 C、D3、薑黃，還有檸檬水，也吃新鮮的蔬果和海鮮，計畫著未來還要增加 B 群和 B6，和大腿肌肉的練習，當然偶爾也要吃一下炸雞，不然誰受得了。

　　我常常大笑，當然也會大哭，每一個過程一步步地走，正以為自己可以適應一點、可以喘一下下時，沒想到這個進程又一步步的追著我跑。

　　我之前在手術室裡工作，不知道有多少癌症病患躺在我的面前接受手術。

記得有次曾經跟麻醉學員分享，麻醉的人就像擺渡人，每天想辦法讓人上船後，能安全渡過所有暗流，最後安全下岸，往下一個目標前進。

不過，我現在深刻地體驗，當乘客的人原來也要經過這麼多的內心戲，才能夠有勇氣上船。

這就是我的下一個課題：慢慢接受自己「身體心像」的改變。

PS. 身體心像「body image」是個人對自己身體特徵的主觀判斷，受到心理及生理層面的影響，而社會文化之個人背景因素亦造成身體意象的認知差異。

我雖然行過死蔭的幽谷，也不怕遭害，因為你與我同在；你的杖，你的竿，都安慰我。在我敵人面前，你為我擺設筵席；你用油膏了我的頭，使我的福杯滿溢。

（詩篇 23：4-5）

陷在憂鬱的漩渦中出不來

我們常為了未來而憂慮，但其實未來又還沒發生。
如果現在的我們一直擔心未來，
而讓現在的自己一直陷在憂慮中無法出來，
那未來的我怎麼會變好？

— ✿ —

醫：你預計二月份要排檢查喔，現在三個月再來一次複
　　診就好。

我：蛤，不是一個月看一次喔？

醫：沒事幹嘛一個月看一次？

我：阿就習慣每個月來看你一下，太久沒看到，我會太
　　想念你啊。

醫生給了我一個幾乎要翻到後腦勺的大白眼。

我：謝謝你幫助我。這一路下來，我真心覺得你是一個
　　很細心，而且總是會為病人考量的醫師。

醫：沒有阿，大家應該都說我是嘴賤又機車的醫生。

診間護理師噗哧笑了出來。

我：我覺得病友團體很重要，所以我想當你乳癌病人的
　　病友支持團體，我可以從病友及護理師角度給予衛
　　教跟心理支持，另外，等我的學生在外科病房實習
　　時，說不定也可以安排他們協助或設計病人術後恢
　　復運動，你覺得怎樣？
醫：好啊，那我病人要手術就 call 你。
我：好啊，我認真的喔。
醫：我也認真的阿，這個星期五就有一個要開刀了。

　　我就真的去當病友團體了說，她看到我手術後三個月恢
復的樣子後，真的比較不擔心，我也給了一些運動的建議跟
術後恢復注意的事情，順便討論壓力衣到底要買幾件，跟他
們聊天的過程中，我覺得很開心。

　　在復健的時候，我要脫光上身坦誠相見，也許是老師很
好聊天，所以我在復健的時候，就會把發生的事情嘰哩瓜啦
地講個不停。

復健老師：可是這樣去看病人會多花時間耶。
我：在罹癌治療的這段時間，我覺得我很幸運。因為我
　　有很多朋友願意陪伴我，給我實質和心裡的支持及
　　幫助，也有很棒的醫療團隊；包含很多科的醫師、

診間裡和病房的護理師們、還有復健師。又有一個可以依照治療時間彈性調整工時的工作，以及能夠體諒我生病的工作團隊及長官，我真的很感恩。所以，我現在比較好了，就覺得可以幫忙病友一下，反正時間可以控制，不差那一下子。

復健老師：這樣會有福報，你繼續做，就會有更多的福報回到你的身上。

我：因為我很感恩，感謝上帝幫我安排這麼多貴人幫我，你也是我的貴人。

前陣子和病友見面，他跟我說：「我會陷在憂鬱的漩渦中出不來，為什麼妳看起來這麼樂觀？」

我們常為了未來而憂慮，但是其實未來又還沒發生。

如果現在的我們一直擔心未來，而讓現在的自己一直陷在憂慮中無法出來，那未來的我怎麼會變好？

不如我們專注當下，只要今天有比昨天好就好，這樣未來的我們，一定會比現在更好，你說是不是？

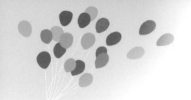

病友支持團體

> 每一個人都可以是另一個人支持的力量。
> 罹病的人、有過相同或相似經驗的人、受過專業訓練的
> 人……甚至,只是一般人,即使是一句話的溫暖,都可以給
> 病人最溫暖的力量。

— ❀ —

記得剛開始化療時,我一直無法用光頭出門,因為我害怕別人的異樣眼光,害怕別人可憐我,也很不想要有無謂的「關心」,所以我一直穿著有帽子的外套,出門會把帽子戴起來,就算太陽很大,頭頂都冒汗也一樣。

我一直很喜歡去一家鍋貼店,當時老闆看我坐在餐桌前,帽子還蓋在頭上時,就簡單的跟我說了句:「很熱就把帽子拿下來,沒關係,不會怎樣的。」然後給我一個微笑。

當時的我,真的就默默的拿下帽子,低著頭,滴著眼淚默默的用餐。

自從那次鼓勵之後,我開始漸漸地接受自己的樣子,也相信別人不會覺得我奇怪,慢慢的對自己的外觀越來越自在,但也因為疫情的關係,一直無法再去內用。剛好這陣子我所有的治療都結束,餐廳也開始開放內用,我昨天回到店

裡點了自己常吃的東西，坐下來等的時候，我就跟老闆說：「你看，我的頭髮長出來了。」

他跟我說：「對阿，好快喔，而且好茂密。」

我跟她說：「謝謝你當初給我支持，讓我慢慢走出來接受自己，這個鼓勵對我來說真的很重要。」

老闆露出驚訝的表情說：「我不知道我給你這麼大的鼓勵耶，不過，也是你自己願意走出來啦，其實，我媽媽也得了癌症，不過她沒撐過。」

最近復健的時候，我總是會和復健老師聊天，說著我發生的故事，也說著我想去當病友團體的事情，沒想到復健老師就跟我說，她也可以參加，一起當病友支持團體。她說，在手術前先教乳癌病友們怎麼做術後的運動，會比術後再開始有效，專業的她也丟了一篇很棒的 Paper 與我分享，裡面說明除運動外，還可以再涵概衛教的各種面向。

於是我們真的就開始了病友支持團體，我和病人聊聊天給點經驗分享，老師就教病人復健運動。

她教學的時候，我在旁邊看了其實很感動，因為她提供一種方式，讓病人可以幫自己面對疾病且加速身體復原，也提供一個幫助病人站起來的能力。

或許老師沒有感覺到，但她就像天使一樣，給病人溫暖的力量。

就像老闆給我的一樣。

化療、手術、放射線治療

癌症的治療是一條荊棘滿佈，且看不到盡頭的長路，
其間的辛苦絕對不是言語或文字所能形容的，
我努力的記下治療過程中的點點滴滴，
只是想要讓同樣在接受治療的你不要感到孤寂。

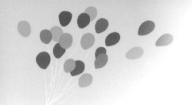

印記——
人工血管（Port-A）植入

2021/07/28，我裝上了人工血管，
這個人工血管成了我身上、生命中，永遠不會磨滅的印記。

— ✿ —

在麻醉科工作多年，每次看到我的病人躺在手術床上，胸前有個 Port-A 時，不管是化療中或已完成化療的，都還是會替病人感到難過，總之，這是一種癌症的印記。

沒想到，有一天會換我變成病人，躺在床上放人工血管，這天是 2021 年 07 月 28 日。

一早起床，我拿著奇異筆開始標示內衣肩帶的位置，這是為了避免基座卡在肩帶處，造成多餘的皮膚摩擦。之後就到開刀房報到了。

我選擇在自己工作的手術室裡進行手術，從執刀的醫師到照護的護理師們，全部都是我的老同事。

手術排程上有我的名字，有些人當天才發現是我本人。有人在我進手術室時無法置信，驚訝地看著我；有些人不知道該說什麼，默默地到我身後拍拍我的肩，跟我說加油；有

些人則強忍住眼眶的淚來抱我。我知道大家都想要安慰我，只是……或許覺得在那當下說什麼都有點多餘。

我默默簽著同意書（其實應該要先簽好，我忘了啦），然後告訴大家：我也不知道為什麼會是我，耐庵ㄋㄟ？

大家看我的心情似乎還算平靜，就開始問我罹患乳癌的經過。

「學姊，我是你的麻姐。」一張快哭出來卻假裝沒事的臉出現了。

「麻煩你了，謝謝。」她就來抱我一下。

我們有種「我把生命交給你了，她告訴我：我會盡力」的默契感。

換好衣服，進到手術室像往常一樣迅速地裝上生理監視器，只是現在角度不一樣，我是仰著看大家，監視器是裝在我身上。

這時，麻醉科醫師也是我的好同事來了，笑一下說：「要讓你睡覺了喔。」就在他打藥時、我即將睡著之前（依照《醫龍》敘述，數到七的時間），忽然間很難過，心裡覺得為什麼是我？眼淚就又流了出來。

只記得有個人幫我擦掉後，又拍拍我的肩膀。我就深深地睡著了。

「學姊，醒來沒？」「肚子餓沒？要不要幫你訂餐？」醒來後，陸續有許多人來到我的身邊。

幫我手術的醫師來說，「我被要求要縫的很直，我有縫成一直線喔。」

手術後躺在恢復室時，我的麻姐來了：「學姊很難麻ㄟ，我的 propofol（靜脈麻醉藥）開到 60 滴，你還會動……真不愧是平日酒量訓練有素的麻醉科護理師誒。另外，我幫你照很多相喔，你趕快去看你的相機。」

我的護理長在這過程中一直陪在我旁邊，雖然她不是表達派，但是我都感受到她的關心，真心感謝她也一直給我很多的支持。另外我的很多同事們，也是在我最需要時給予最大的援手，謝謝大家。

然而，這兩天我把衣服拉下來給同事們看，我發現他們也露出了和我看到病人有 Port-A 一樣的表情。

我往化療又邁進一步，不知道會發生什麼事？

我留下平安給你們，我將我的平安賜給你們。我所賜的不像世人所賜的，你們心裡不要憂愁，也不要膽怯。

（約翰福音 16：33）

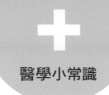

關於人工血管

什麼是人工血管？

　　人工血管（Port-A cath）的本質是一個靜脈導管，尾部連結一個注射用的基座，需要透過手術，植入到病人的皮膚下，一般而言會放在胸前鎖骨下的地方，因為比較平坦，打針的時候會較為方便。安裝好後，未來要打針、輸入藥物、輸血等情況時，就可直接透過這條人工血管輸入。

術後會很痛嗎？

　　我覺得還好，沒有吃過止痛藥，第三天只有壓到才會有點痛，前兩天可能沒辦法拿太重，第三天就好很多。

手術時間多久？

　　大概 30 ～ 60 分鐘不等。

麻醉方式？

　　有些人靜脈麻醉，有些人局部麻醉，我是靜脈麻醉。

術前準備事項

　　我有先用奇異筆畫出內衣肩帶的位置，可以協助醫師把基座移至沒有內衣肩帶的地方，避免日後皮膚摩擦。

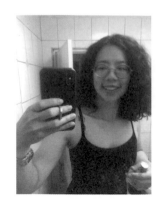
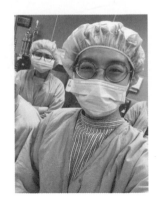
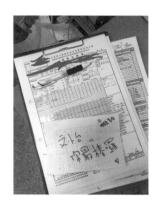
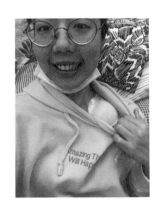
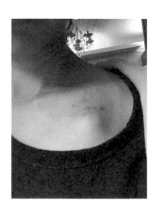
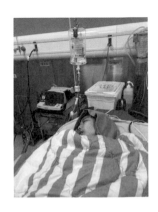

幸好我不是三陰性乳癌

至少我不是最難「搞」的三陰性乳癌，
雖然大家熟知的標靶不適用於我，
雖然治療過程中的痛苦難以避免，
但是，很幸運的，
我擁有滿滿的愛和關懷，讓我的心始終得以安定。

— ✿ —

PR：0

ER：40%

Her2：2+

Fish Her2：negative

骨頭攝影：過關

斷層掃描：肺臟有一點點發炎，加做正子

醫師：「你的腫瘤送檢後，對標靶藥物沒反應。」

我坐進診間，醫師第一句話就這樣說。

我：「真的嗎？那太好——不對，醫師，你的意思是，
    標靶藥物對我的腫瘤沒效果，那我怎麼辦？不是可
    以標靶比較好嗎？」

醫師：「標靶沒效就少了一種武器。不過至少還有賀爾
　　　蒙療法和化療可以用。你的 CT 報告說肝臟有一
　　　個很小很小很小的點，然後肺部有一點發炎的樣
　　　子，明天（2/25）排做正子造影再確認看看。」

我：「喔，好。」

醫師：「你預備什麼時候要開始化療？這星期五
　　　（2/26）？」

　　　我和醫師在診間討論化療藥物的選擇以及安排住院事
宜，沒想到化療的日子這麼快就到來。
　　　門診後，回到工作的地方，我就跟同事說：「標靶藥對
我沒效。」
　　　大家瞪大眼睛，都說怎麼會這樣？然後用一種 I am so
sorry 的靜默回應我一陣，當下我的眼眶泛起了淚光，很快地
眼淚也一顆顆滴下。
　　　我吸了吸鼻子說：「醫師說後天開始化療……不知道我
會不會撐不下去，我好擔心變成你們的拖油瓶，害你們工作
變多，我覺得很過意不去。」
　　　我在新單位的神隊友說：「你把身體弄好，這些事你不
用擔心啦，我們以前也看過很多乳癌的病人，化療也在這邊
做，也還好啊，厚！」
　　　另一位同事也說，她非常瞭解家屬以及我此刻的心情，

並分享陪伴爸爸抗癌 8 年的過程，一度紅了眼眶。

最後，我也將此事向學校的同事老師報告。她安慰我說，沒有關係，不要有太大壓力，身體先顧好；然後她幫忙打電話給學校的主任報告治療的進程。

主任請我聽電話，以超級溫暖的聲音對我說：「很抱歉這一週我在忙研究生的事，你住院是什麼時候？……記得需要請假就不用遲疑，人員我們會再安排，祝你治療順利。」

到底是什麼幸運的人，可以同時遇到這麼多好的同事和主管？

那個人就是我。雖然我常遇到一些很倒楣的事，但我一直覺得我運氣很好。從讀書時到現在，生命中一直有很多貴人相助，相信是神把大家帶到我的身邊，成為幫助我度過每個時期的天使們。

謝謝你們，你知道我在說你們。

化療日期終於出現了。

我以為我準備好了，但每次都發現，其實我是龜速的準備中。

我心裡有很多疑問，為什麼我沒辦法標靶，不是每個得癌症的人都做標靶嗎？

到底治療乳癌時會發生什麼事？會像電視演的那樣，抱

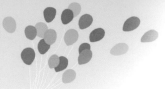

著垃圾桶吐嗎？

　　打電話給總是笑嘻嘻講幹話的學姊——廖憶姝，照顧乳癌患者應該超過 20 年，她給我很多病程分享外，也給我很多鼓勵。也因為她的分享後，我比較能想像化療的樣子，也因她的分享，我的心開始安定下來。

　　我赤身出於母胎，也必赤身歸回；賞賜的是耶和華，收取的也是耶和華。耶和華的名是應當稱頌的。

（約伯記 1：21）

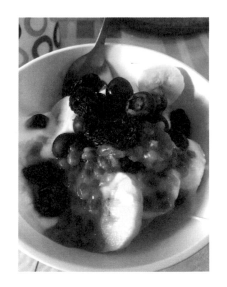

分享一下我的養生早餐吧，
優格、百香果、藍莓、香蕉、
堅果、葡萄乾。
還滿好吃的，真心推薦給大家。

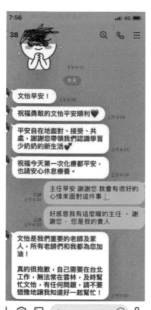

到底是什麼幸運的人，
可以同時遇到這麼多好的同事和主管？

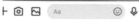

這好像有點太多了齁？

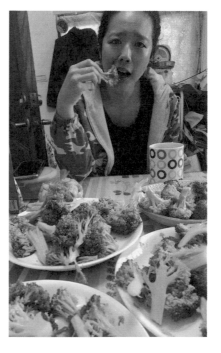

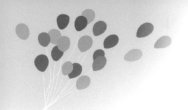

第一次化療就上手

在化療前，和醫師充分溝通並了解自己的用藥、治療方針，
以及可能的副作用、預防和緩解的方法，在治療的過程中，
盡量保持愉快的心情，可以減輕治療的不適與不安。

— ✿ —

第一次化療，心情還不錯，一直到第二天都沒有吐，食欲也不錯，除了一點點噁心感，沒有太不舒服，摸到腫瘤，明顯小了很多。

要化療前，我打電話給廖憶姝，她是超專業的專科護理師，看過的癌症 CASE 比我喝過的飲料還多（認識我的人就知道我多愛飲料）。

能有人事先告訴你會發生什麼事後，心情真的會穩定很多；不知道有沒有人正經歷和我一樣的過程，所以我把步驟講過一次，讓大家需要時可以參考。

化療也可以當天做完就回家，但我是選住院治療（保險的考量）。

1. 口服止吐和腸胃藥。

2. 專科護理師用無菌的方式，幫你放角針到人工血管。插的時候就像打針，痛一下而已，針放好後，再幫你沖生理食鹽水（沖的時候我嘴巴有種藥味），確認管路通暢後貼起來。

3. 接下來，護理師接上點滴，開始從人工血管打針劑，包含類固醇、抗過敏藥和另外兩種藥（我忘了）。我打了抗過敏藥後就昏昏沉沉的，只記得房間裡的人說：「秒睡喔，太誇張了。」

4. 化療藥輸注開始，打藥時我是昏昏沉沉的狀態，因此是以一種被撿屍的狀態開始了人家的初體驗（羞）。

我打了兩種藥，第一個是 30 分鐘的健保小紅莓（Epirubicin），另一個是 60 分鐘的癌得星（Endoxan）。

本來我要用自費微脂體小紅莓（Lipo-Dox），但想了一夜，最後選了健保的小紅莓。主要是微脂體小紅莓有得到「間質性肺炎」合併症的風險——意思就是肺部功能會永久缺損，雖然不常發生——可是我學生時代去醫院實習時，曾被感染肺結核，雖然已經治癒了，不過

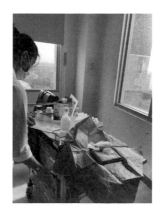

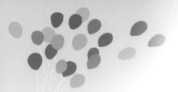

肺功能多少還是受到影響（是不是很倒楣），所以我不想再失去任何肺部功能，加上我的心臟沒什麼問題，因此選擇了心毒性比較大、噁心嘔吐比較嚴重、掉髮比較多的健保小紅莓。

前一天晚上，學姊分享她的經驗，告訴我臨床上病人施打健保小紅莓後是什麼樣子，也告訴我竅門，叮嚀我多自費兩顆止敏吐（Aprepitant）回家備著，又花了很多時間幫我心理建設。

學姊最後還說，通常心情愉悅的人，對化療藥比較不會有反應。

我就問，我這樣愉悅度夠嗎？哈哈哈哈哈！

其實，我昨天要打藥時很緊張，硬是把迷濛的眼睛張開，看著紅色的藥水進入我的身體，心跳開始加快，然後嘴巴一直感受到怪味。自己還想說，不會是我心臟要中毒了吧？我會不會……

「ㄟ，李溫，你的電話響了要接嗎？」

我迷迷糊糊地醒來，已經換成第二種藥（我心臟得到了救贖，平安撐過毒性）。我講完電話時，房間裡的朋友們聊天聊得正熱烈，我就說我肚子好餓……

朋友們七嘴八舌說，「你這樣子對嗎？有哪個做化療的人，一直在喊肚子餓的啦！？」

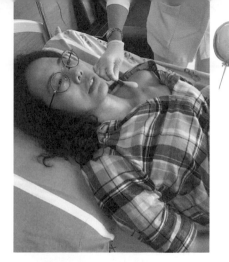

手機上一堆人來問我好不好，所以我就開直播，向大家報平安。

大概 7 點時，我的主治醫師來看我，一進門看到我們大家吃得正盡興，連湯圓都有，有種嚇到的表情。她和我確認回診、抽血和藥物各項事宜，很貼心地幫我印了一張藥物總表，還有之後的治療計畫，一一的跟我解釋（她是個很細心的醫師，雖然不太愛笑）。

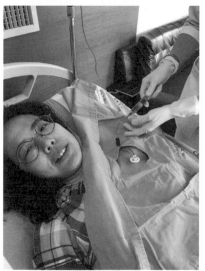

大約晚上 8 點（距離打完化療藥約 2 ～ 3 小時）、晚餐約 1 小時後，我開始有點噁心感，身體覺得有點累，於是我就躺到床上。朋友們擔心我會吐，但是依然聊天熱烈，我有一搭沒一搭的插話後就睡著了。

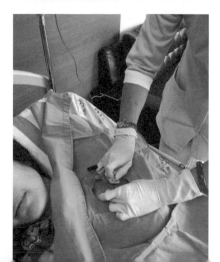

化療後的第一個晚上，我睡得不好，因為偶爾感覺嘴巴有怪味，又一直迷迷糊糊地以為有人來幫我打化療藥。加上有點噁心感，翻身的時候，就有一點想吐，胃也有一點痛（下次要記得問能不能自己吃胃乳）。

　　今天 7 點就起床，臉好腫。我昨天為了把藥沖淡排掉，自己多喝了水，可是尿好像沒有很多，今天再觀察看看。我自己摸了腫瘤，明顯小了很多，挖塞，化療藥真是神奇的東西。

　　總之，第一次化療後的我狀態還 ok，我的醫師把我照顧得很好，怕我吐，開了好幾種止吐藥，現在可以準備辦出院回家。

人算不如天算：
白血球嚴重不及格

一直以為我吃得好、睡得飽，每天都活力滿點的，

白血球數目一定可以過關，沒想到最後還是不及格，

要能繼續化療，

只好連打三天的白血球生長激素。

— ❀ —

2021/03/09，第一次化療後的第 11 天，沒有什麼副作用，每天吃得好，睡得很飽，還可以去跑步運動，心情也開開心心的，一直覺得白血球數一定會過關。

沒想到今天回診，搭拉～不及格！

各位，我的白血球數竟然只有 480（正常值 5000～10000）。

沒錯，就是這麼低。

（PS. 白血球至少要高於 3000 才能做化療，不然就是要延後化療，等到血球夠高後，再繼續。）

我不懂，我按照書上建議的吃，也很睡得飽，每天活跳跳的，怎麼樣也不像白血球只有 480。

奈安ㄋㄟ，怎麼會低成這樣，我活跳跳耶？

有些病人也是這樣啊～診間護理師聳聳肩回應我。

於是，我需要連打 3 天白血球生長激素。

今天去注射室學怎麼自己打針。很簡單，就用一支 1CC 空針抽藥，肚皮消毒捏起來，直接垂直下針後，慢慢推藥，隔天換邊。

打的時候只有一點點痛，倒是打完，摸到打針處，會覺得有點痛，不過大約 1 小時後就沒感覺了。聽說有些人打完會覺得骨頭痛就讓我們繼續看下去，連打 3 天後，我再跟各位報告感覺如何。

我每天都吃海鮮，跟很多深綠色蔬菜了……

有點像明明很認真念書，結果還是考得很爛的感覺，有一點洩氣。

不過至少血色素沒有掉很多啦。

希望下一次抽血，白血球可以過關。

白血球生成素施打後

打完白血球生成素，
我頓時可以體會退化性關節炎、頸椎椎間盤突出、
類風濕性關節炎這三種患者的痛苦，
像極了健達出奇蛋，給我滿滿的驚喜（X）。

— ❀ —

2021/03/11 打完第 3 劑白血球生長激素 G-CSF（健保給付），感想如下：

第 1 劑

本來活跳跳的我，大約下午 5 點～開始覺得好累，連張開眼睛都覺得痠。膝蓋有點痠痛，不知道是不是前天去跑步造成的？或者是因為得知自己白血球低到沒破千，也或者是因為下午 4 點剛打完藥。但事後一想並不是去跑步的緣故，因為打藥前膝蓋一點都沒有覺得痠。

當天拖著很疲憊的身子，身體覺得很冷，以為可能要發燒（體溫 36.2），讓我超緊張的。但穿了兩件外套和羽絨背心後就不再發冷，當晚吃完超豐富蛋白質晚餐（食欲佳）後，就去休息，睡覺時沒有不適。

隔天醒來，身體沉重，但精神還可以，不過仍然覺得很累，走路時膝蓋微微痠痛，忽然可以體會退化性關節炎病人的痛苦。幸好上班時兩位夥伴都很給力，很累時，讓我可以隨意休息，大家口罩也都戴好戴滿保護我。

第 2 劑

下午 2 點左右打藥，3 點時開始覺得頸椎很痠，便回想是不是我昨天落枕？和大家開會時，我因為脖子很痠而坐立難安，一直扭來扭去；旁邊的人還偷偷跟我說：「你是蟲嗎？」我回答：「好像是打針讓我的關節不舒服。」他就跟我點點頭，表示瞭解及加油。

今天我體會了頸椎椎間盤突出病人的辛苦。

不過脖子痛大概幾個小時後就消失了，當天晚上感覺身體疲累感減少很多，食欲不錯，吃了蛋白質大餐後早早洗洗睡。隔天醒來，精氣神十足，大概就像原本生命血快到底、變紅色快被 KO，忽然在路邊撿到補血神藥，瞬間滿血後又殺個敵人片甲不留、闖關成功的那種狀態。

上班時元氣滿滿，完全沒有疲累地把班上完。

第 3 劑

下午 4 點半打藥，以為這次妥當了，身體適應針劑了，結果 6 點瞬間開始覺得累，雙腳膝蓋一開始約 3 分痠，這樣還不打緊，我的雙肩（4 分）、頸椎（2 分）、兩邊髖骨（5

分）和腰椎（6分），全部一起在我的身體開痠痛 PARTY，無法緩解。因此吃完晚餐就想要躺著，但是不知為何，腰椎的痠痛隨著心跳，一下又一下地把痠度送進我的神經，一直傳遞到腦中讓我體驗。害我整個晚上有點淺眠。

> **注** 1分：微痠，10分，極度痠。我最近跟學生說，護理紀錄要量化不適的程度，故順便示範。

今天早上醒來，原本期待痠度下降，沒想到打完第 3 劑的隔天，還是痠痛，所以穿上平常工作用的護腰，看能不能多少有幫助，沒想到還真的有點效果。到了下午，我的關節大概想饒了我了，不想一直當「酸民」，所以現在只是偶爾在我各個關節發文（大概 1 分），想要被我注意。

最後，我體會到類風溼性關節炎的痛苦。

1 支針劑，3 種體驗，根本就是健達出奇蛋。

PS. 按健保標準，我已拿到「化療健保款 G-CSF 給付資格（其他惡性疾病患者在接受化學治療後，曾經發生白血球少於 1000/cumm，或中性白血球（ANC）少於 500/cumm 者，即可使用。）」，以後可以不用自費了。OH，YA!!!^^ 是說，該這麼開心嗎？

他還要以喜笑充滿你的口，以歡呼充滿你的嘴

（約伯記 8：27）

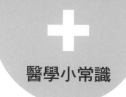

關於白血球生長激素 G-CSF

G-CSF 的全名是 granulocyte colony-stimulating factor（白血球生長激素），它是一種能夠刺激骨髓性細胞（myeloid cells）生長的細胞激素。此藥可以用在病人接受化學治療後，以加速中性球的恢復，減少感染的機會。

G-CSF 會引起哪些副作用呢？
以全身性的症狀來講，最常見的副作用包括骨頭痠痛、肌肉痠痛、頭痛、疲倦、噁心、嘔吐、發燒、失眠等，對肌肉骨骼系統而言，G-CSF 可能導致骨質疏鬆、關節炎、甚至有些研究指出會引發骨頭壞死。
疼痛問題，可以問醫師能不能吃點普拿疼減輕。
G-CSF 算是一個相當安全的藥物。雖然有一些副作用可能發生，但是大部分都是臨床上可以處理的。而且它所帶來的最大好處在於大幅縮減病人中性球偏低的時間。尤其對於非骨髓性白血病病人來說，使用 G-CSF 的效果是無庸置疑的。

健保給付標準
白血球生長激素健保給付標準〈藥品給付規定通則〉第 39 頁
　　　　（資料來源：衛福部中央健康保險署網站 www.nhi.gov.tw）
4.1.2. 白血球生長激素（G-CSF）（101/6/1）：
4.1.2.1. 短效型注射劑（如 filgrastim、lenograstim）：（85/10/1、
　　　　93/4/1、96/1/1、101/6/1）

1. 限
（1）用於造血幹細胞移植患者。
（2）血液惡性疾病接受靜注化學治療後。
（3）先天性或循環性中性白血球低下症者（當白血球數量少於 1000/cumm，或中性白血球（ANC）少於 500/cumm）。
（4）其他惡性疾病患者在接受化學治療後，曾經發生白血球少於 1000/cumm，或中性白血球（ANC）少於 500/cumm 者，即可使用。（96/1/1）
（5）重度再生不良性貧血病人嚴重感染時使用，惟不得作為此類病人之預防性使用（86/9/1）。
（6）化學治療，併中性白血球缺乏之發燒，若中性白血球小於 100/cumm、癌症不受控制、肺炎、低血壓、多器官衰竭或侵犯性黴菌感染等危機程度高之感染。
（7）對骨髓造血功能不良症候群（MDS）的病人，若因嚴重性中性白血球過低（ANC<500/cumm）而併發感染時，可間歇性使用 G-CSF，但不得作為長期且常規性使用。
（8）週邊血液幹細胞的趨動──不論在自體或異體幹細胞的收集，應於收集前之 4 ～ 5 日開始皮下注射 G-CSF，其劑量為 10μg/KG/day。

2. 患者如白血球超過 4000/cumm，或中性白血球超過 2000/cumm 時，應即停藥。惟當預估其骨髓功能不易恢復時，雖其血球已達上述標準，仍可給予半量之治療，若仍可維持血球數，則可給予 1/4 劑量，若仍可維持血球數，則停用。任何時候，若白血球或中性白血球數過度增高，即應停藥。

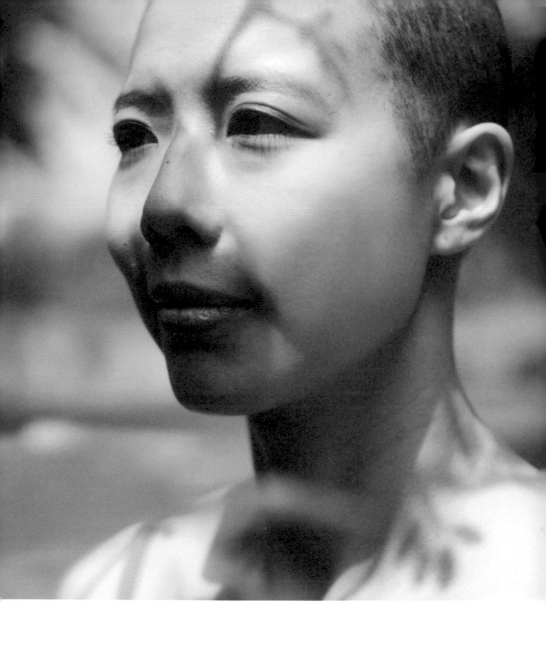

第 2 次化療前，我拍了張美照。

第二次化療

第二次化療的反應會比第一次大嗎？

我覺得反應強度和第一次差不多，但是反應時間會延長。

— ❀ —

繼上次白血球低到剩三位數，打了白血球生成劑後一個星期抽血，最後補考成績以 3800 低空飛過，回診時，醫師批准我的第二次化療。很開心，有種進入複賽確定的感覺。

這次住院，旁邊住了一個也是要化療的人。我們兩個都是乳癌，只是這次是她第一次化療，所以依照倫理來說我是學姐。

看著旁邊菜逼八驚慌失措的樣子，著實有點熟悉，畢竟我三個星期前也剛經歷過什麼都不知道的未知領域。

但是這次我知道，一開始打完藥會昏睡，之後開始給化療藥，給完化療藥後醒來就開始多喝水把藥物排除，然後會肚子餓，但是吃了不多後就會有點想吐，最後就乾脆睡覺。

第二次化療過程也真的按照上述步驟進行。

我做完化療會多喝水，但第一天不知為何通常沒什麼尿，這次做完隔天早上醒來臉水腫的像浮屍，隔一晚才會一直尿尿。

這次我做完化療隔天秤體重，居然灌水灌到比入院前多了 3 公斤，然後回家後的那晚，我破了我人生的紀錄，一個晚上起床尿尿 4 次，每次尿都多到我懷疑我會不會就此變人乾，最後結果是我多慮，只是有點睡眠被打斷，然後體重少了 2.5 公斤而已。

後記

第二次化療心裡就開始有點厭煩，大概是知道這樣無聊的事情要重複這麼多次，而且症狀真的會越來越長，噁心感覺真的很讓人討厭。

想到自己還要做 6 次，真的有些遙遙無期的絕望感，不知道做完治療的人是怎麼度過的。

希望自己可以一直持續勇敢的走完治療之路。

告訴我們，要剛強壯膽不要害怕，「因為耶和華你的神和你同去，他必不撇下你，也不丟棄你。

（申命記 31：6）

第二次白血球生成素 G-CSF

詳細記錄自己在治療過程中的不適，

不僅僅可以避免或減輕不適的發生，

還可以幫助自己找出適合自己的最佳治療方式。

— ❀ —

我找到自己打針的節奏了，這次沒有痠痛。

話說上次我化療後白血球低於 1000，之後就得到健保給付針劑的資格，所以我第二次化療前門診追蹤時，醫師就給我藥單，要我化療一個星期後去領藥，自己做預防性的開始打針。

自從上次打完白血球針後產生的痠痛 PARTY 後，我一直在想，如何才能避免打針後的不適？

我一直擔心，雖然痛可以吃止痛藥，不過當然能不要痛是最好。

於是我開始回想自己之前的症狀過程：打完白血球針 2 小時後開始痠，接著大概 6 小時後不適會減輕。上次打針是在下午，所以痠痛感會一直到晚上才減輕。

身為一個貪生怕死又怕痛的人，我這次自己計畫了新的

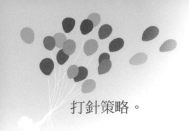

打針策略。

1. 先瞭解自己身體的疲憊感。

上次白血球太低的經驗，讓我大概知道白血球開始低下時的感受；會有沒來由的疲憊感，眼皮很重打不起精神，發生時間大概在化療後一週開始。這次我大概在化療後第 6 天開始發生，所以預定打針時間還沒到，我便提早了一天先打針，主要是希望不要等到白血球降到最低才開始補充。

2. 改在「睡前打針」

先說我對失眠的定義，是「躺在床上，超過 5 分鐘沒睡著」就叫做失眠。

由於白血球低時身體會疲累，因此很早就會想睡覺，我把睡覺時間提早到晚上 9 點前，提早把該做的事都完後就打針，打針後就立馬睡覺。希望在身體關節開始有些不適時，我剛好是躺著，而且藉由睡覺順利走完這個過程。

沒想到實驗真的奏效了，醒來時我居然沒有疼痛的問題，然後也因為即時補上血球針，這次也沒有那種「火快要花（熄滅）去」的感覺。

但是我覺得自己的紅血球或許開始變得比較低，運動一下就開始喘，這可能是我下一次要面對的課題。也希望空氣品質可以好一點，讓我能開始跑步。

後記

上次是打到第三劑才發生的痠痛 PARTY，而且延續了 24 小時，目前距離第三劑打完，隔了 14 小時，腰和髖骨有一點點的痠，但是完全可以忍受，痠痛指數只有 0.5～1 分。

　　但是，我也不太確定，腰痠是因為我昨天去參加「麻醉專科護理師」的國家考試，坐了一整天，還是因為打白血球藥的關係？總之，似乎這次打藥策略調整有成功，因此在此經驗分享。

PS. 如何施打白血球生成劑，請參考「和信治癌中心醫院 https：//www.kfsyscc.org/m/health_education/ 癌症護理（衛教單張）／自我照護／與化學／標靶治療照護相關／白血球生長素（G-CSF）自我注射」

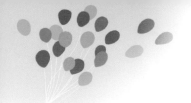

第三次化療：
噁心開關打開了

前該經歷的，一樣都不會少，

只是時間早晚和程度輕重而已。

到第三次化療時，我開始覺得噁心，

但慶幸的是，就只有噁心，沒有嘔吐。

— ✿ —

上次打完白血球生成劑後，最後白血球 6000，因此以資優生的成績順利拿到第 3 屆化療大賽的門票。

心中有種不知道怎麼說的惋惜，一直覺得如果沒有通過，好像可以多休息一陣子再參賽也不賴。

不過，天不從人願，我還是按照時程進行第 3 次化療。

2021/04/16 做完化療回家，依然先水腫到隔日晚上，臉腫到笑的時候會覺得面部緊繃，腫到我的酒窩都不見了，腫到我照鏡子都覺得這個豬頭是誰⋯⋯

這幾次化療的過程下來，其實讓我最不能忍受的，居然是打生理食鹽水。因為生理食鹽水打入我的人工血管時，我

可以感受到一種化學藥味直衝我的味覺，這種味道深深讓我覺得噁心（其實現在打這段話時，我又覺得噁心了）。

這次不知為何，化療後前幾天的嗅覺變得超敏銳，前幾天對於各種味道，只要強烈一點的，都無法忍受。譬如，平常自己用的洗髮乳，上班時醫院的消毒水，煮菜時使用各種蔥薑蒜發出的香味，而且聞到什麼都想吐，沒東西聞時，腦子還一直複習藥味，讓我的腦子的噁心嘔吐中樞還是有事做……因此，治療後的幾天，我什麼東西都吃不下，只能接受無調味的食物或水果。

記得前幾天進到醫院，聞到消毒水味，還差點沒有在電梯裡嘔吐。

這次治療後回家休息期間，剛好那天只有自己在家，當時臉腫得像豬頭，耳朵掛著塑膠袋準備接嘔吐物，加上身體疲累不適，忽然悲從中來的哭了。

因為我忽然覺得我會不會一直吃不下東西，身體一直想吐，因此就死了。然後我開始跟我的上帝禱告說，祢他媽可不可以饒了我，我撐不住ㄟ，祢是不是跟我開玩笑，我沒有這麼勇敢，拜託放過我好嗎！然後就哭了好一段時間，直到睡著。

沒想到治療後的第 6 天，胃部復活了，我又開始吃得下了；酒窩也出來了，鼻子又變得不靈敏了，所以不會聞到太多味道，又開始可以笑了。

但是，我的腦袋還是怕我忘記，不斷地幫我複習生理食鹽水的藥水味，只要想到或者看見生理食鹽水放在桌上，都

會有點想吐（你們可知我打這篇文要忍住多少噁心感）。

我刷牙一定會刷舌苔，最近每天早上刷舌苔時，喉頭居然會發出連續攻擊，讓我嘔到要蹲在馬桶前；今天膽汁都嘔出來了。

不過，乾嘔停止後，就只剩下用力後產生的眼淚和鼻涕，其他好像什麼都沒發生過一樣，神清氣爽。

我就笑著跟朋友說，我這次死過一輪，打贏了胃部復活賽。

雖然我會覺得噁心，不過我沒有嘔吐，我覺得很棒。

我被壓傷，身體疲倦；因心裡不安，我就唉哼

(詩篇 38：8)

你是我藏身之處，你必保佑我脫離苦難，以得救的樂歌
四面環繞我

(詩篇 32：7)

第五次化療前的
乳房超音波檢查

一次次的化療，就是一次次的摧毀，

不只是對身體，也是對心理，

整個過程是不足為外人道的酸楚，和孤寂。

—— ❀ ——

先劇透一下：腫瘤小到看不見，淋巴的轉移看起來也沒了，放了一個定位針在腫瘤處。

2021/05/18，今天去做第 5 次化療前的乳房超音波，我的醫師仍舊很酷，不太多話的幫我檢查，由於之前門診培養了足夠的默契，我知道先閉嘴，讓她好好的檢查後才能說話。我就很習慣的躺上床，雙手舉高，然後她擠了超音波檢查膠在我胸上，依然沒說任何話就開始檢查。

我一直偷看她幫我檢查時的表情，檢查時她會重複比對之前的報告，有時會眉頭深鎖。只要看到「李組長眉頭一皺」，我心裡面就會覺得似乎不妙，因此內心的小劇場一直上演悲劇。

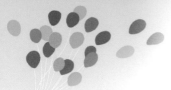

檢查結束後，醫師問我：「你有要全切嗎？」

我：「對啊，不是有其他的組織看起來怪怪的嗎？」

醫師：「那你會想重建嗎？」

我：「對，我想重建。」

醫師：「你的腫瘤小了非常多，淋巴的也沒了，右邊之前很多怪怪的也不見了。」

聽到這邊我雙手握拳，做了一個「Yes！」的動作，臉部雖然被口罩遮著，但是嘴巴笑到耳朵後面。要不是身上都是膠而且沒穿衣服，我應該會馬上跳起來抱我的醫師。

醫師：「但是你左邊出現另一個東西，可能是你乳腺管容易擴張，所以擴張時會影響判斷，總之，化療療程做完之後我還會再檢查，如果左邊還有，我就會再採樣送檢。」

我：「化療不是應該對兩邊都有作用？」

醫師：「照理來說是這樣，所以就是下一次再看看就好，那，你想要埋定位針嗎（意思就是只需要局部切除就好）？」

突如其來的好消息讓我不知所措，因為本想好要接受乳房全切的我，忽然有新的選項可以考慮。

我說：「好啊。」

醫師：「因為腫瘤看不到，所以我只能依照上次的痕跡

先放定位針喔。」

放定位針的手續和採樣大致相同：先消毒，鋪上洞巾，打局部麻醉，然後插一根粗的針進去；如果是要採樣，就需要咬組織下來（重複3次），但是我是放定位針，所以只要一次就結束了。

我這次是經驗老手，所以一點都不覺得緊張。

藉由4次小紅莓的毀滅式細胞摧毀後，我的身體就像戰爭後的戰場一片死寂，但在一片屍體中忽然有個人手抽動了一下，慢慢地睜開眼睛，又動了一下身體，最後雖然虛弱又緩慢，但努力用樹枝撐住後站起來，一跛一跛慢慢地走到補給處請求支援。

這個毀滅式的暫時勝利，大概是我罹癌以來，最棒的一個消息了。

我打電話給廖憶姝學姊（她是癌症及化療照護經驗豐富的專科護理師），跟她說了這個消息。

她很開心的說：「好棒啊，你的腫瘤對化療藥物很有反應耶，我就跟你說吧，我常看見乳癌治療後效果都不錯，甚至遇到腫瘤爛到外面流膿那種，最後還是弄好了。」

學姊接著又說，「你知道之後用紫杉醇治療會開始變胖喔？」

我：「蝦毀，會胖很多嗎？」

學姊：「就吃類固醇的那種胖啊，水腫。你這幾次化療

後有胖嗎？」

我：「就你之前跟我說會胖 10 公斤，我嚇死了，所以我
　　有注意控制，瘦了兩公斤。」

學姊笑了：「很好啊，存一點本，不過到時候做完就知
　　　　道了，嘿嘿嘿。」

我：「厚，通常多久會消？」

學姊：「做完治療後大概半年就消了啦。」

我：「半年！半年才消！那，我趁現在還沒腫到顛峰時
　　多照一些相好了。」

討論到最後整個歪樓，劃錯重點。

這個被摧殘的過程真的只有自己經歷過才會知道，非常
孤單。

但，我很慶幸當時讓自己聽了別人的鼓勵，很快的安排
自己接受治療，也藉由這個過程中，讓自己慢慢除了改變飲食
外，也重新開始運動，就像撐著拐杖一步一步地慢慢前進。

_____

因為凡從神生的，就勝過世界；使我們勝了世界的，就
是我們的信心。（約翰一書 5：4）

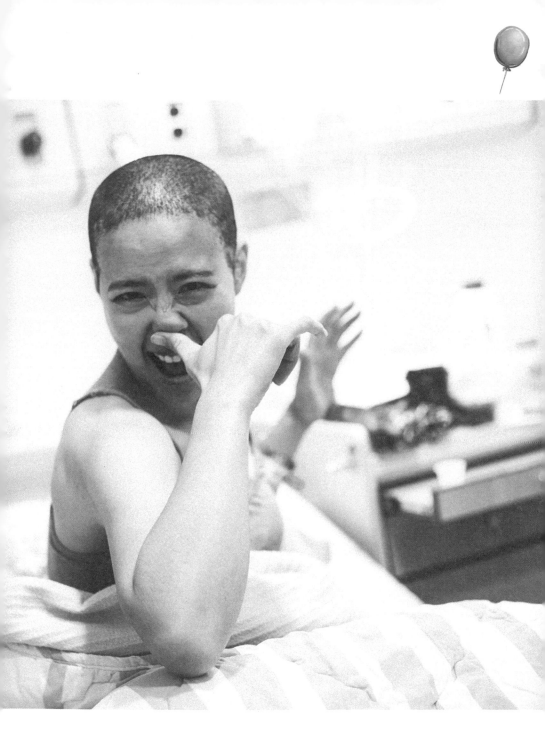

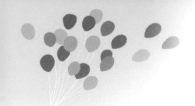

第五次化療／紫杉醇／樂極生悲

相對於之前的小紅莓，紫杉醇的副作用就顯得嚴重且激烈。

雖然在治療前，

專家朋友都告訴我紫杉醇的不適感不會太多，

但在我身上卻恰恰相反。

—— ✿ ——

經過 4 次小紅莓的摧殘後，我臨床上的專家朋友們都告訴我說：「再來的歐洲紫杉醇 Docetaxel，相較之下應該不會造成太多的不適，恭喜你通過考驗了。」

所以要去第 5 次化療前，我買了一桶麥脆雞跟我醫院的老同事分享；脆脆的皮、多汁的肉，裡面醃醬再加上辣辣的胡椒調味，天啊，我懷念的味道。

我的胃口很好，心情也很好，因此嗑了兩塊雞和一些薯條當午餐後，又吃了一塊同事霸氣準備的厚切烏魚子，喔……爽！吃完午餐我大喊了一聲。

午餐後，我就到病房護理站準備辦住院，一如往常量血壓、戴上手圈、簽好同意書，但不知怎麼一回事，才進到護

理站，我的身體忽然間覺得這裡是不祥之地，幫我瞬間回憶起打藥的味道。

我終於懂為什麼每次帶我的貓捲捲去看醫師時，牠都知道獸醫院不是一個享樂之處，因為身體會告訴牠：緊酸（台語）。

但我無法「酸」啊～

進到病房，打藥味道越來越強烈，腦子開始強迫記起那些打藥的過程，我覺得我應該有創傷後症候群吧？

「我很想吐，走進病房就要吐了，是真的。」我說。

「你太誇張了，都還沒開始。」朋友說。

專科護理師親切地來幫我放上化療角針，然後護理師來幫我接上生理食鹽水後，

我說：「我好想吐喔。」

護理師：「這才生理食鹽水，我什麼藥都還沒打。」

他們都覺得我在開玩笑。

總之，我把嘔吐袋備好後，就開始接受化療藥物，這次只打一種，一共只要一小時。但是這次藥可能會造成四肢脫皮，所以化療時需要冰敷四肢。

這次化療過程中，有時覺得很冷，有時又覺得很熱；最後我在頭皮附近放一個冰敷袋，如果覺得很熱，我就放在頭皮降溫，很冷時就把手腳和頭上的冰袋都甩開。

就在冰火五重天的體驗下，完成了第一次紫杉醇化療，我這次很昏很昏，一直在半夢半醒間。護理師幫我把化療針

移除，也幫我貼上了「我很容易過敏」的透明保護膠膜，保護我的皮膚。

　　「李溫，我們去買晚餐喔，等一下再回來。」

　　「好。」

　　我自己起床想要喝水，才剛喝了幾口水，忽然間我的胃一陣感動，毫不保留的把所有都奉獻了出來。我的午餐又從我的嘴巴再一次的經過，又重新複習了一次麥脆雞的味道，還有胡椒……還好我的袋子放得夠近，容量也夠大。

　　眼淚、鼻涕和胃裡的東西隨著腹肌用力，一波波的擠了出來。

　　天啊，到底還有多少？

　　就在不知道連續幾個腹肌及食道肌肉訓練後，嘔吐終於停止。我獨自打包了胃送我的外帶包，去漱了口刷了牙，洗了臉，又回到陪客椅上沉沉的睡著。

　　「東西買回來了，快來吃。」朋友在電話一頭說。

　　「喔好。」

　　我又睡著了。

　　「ㄟ，你下來了嗎？」

　　我又睡著了。

　　就這樣無精打采的去吃了兩口飯，然後居然就在餐桌上又睡著了。

　　醫師查房時，發現我身上的塑膠保護貼膜後，就請護理

師幫我移除，順便幫我消毒，換貼另外的膠帶。消毒時我的皮膚像燒起來一樣，就這樣，才貼幾個小時，我的皮膚就過敏，破了。

但是我什麼都不管的，深深地睡著直到隔天。

隔天起床神清氣爽，但是再隔一天，又開始不舒服了，我的胃很脹，脹到什麼都吃不下。

我覺得如果要比較，小紅莓比較像正人君子，它會正面跟你對決，從第一天就跟你拚，慢慢就會結束不舒服。

紫杉醇比較小人，它一開始不會讓你不舒服，但後面會慢慢地弄你。

我打完藥的第 3 天，開始指甲痛，關節痛，臼齒痛，腳又有點脹，全身都有點不對勁。我現在打字時都只能用指腹，然後身上又開始有點痠痛 PARTY 要開起來的感覺，皮膚也有點癢。聽說過幾天血球會掉的兇。

總之，這是小人紫杉醇對我的起手勢，我們還需再過招三次。

可惡，看我怎麼跟你拚。

最近很喜歡的一首歌，每次都有被安慰到的感覺：

我並不孤單 I am not alone

在那深深悲傷中

我看見祢的光突破

漆黑的夜　將不會絆倒我

因我緊緊跟隨祢

主祢總是為我爭戰

我不再懼怕

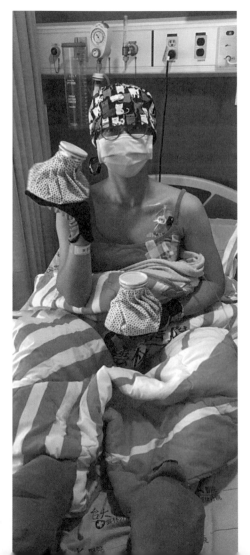

為紫杉醇化療準備的
手腳冰敷袋。

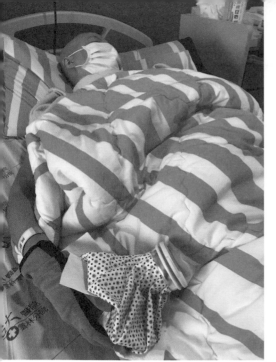

冷的時候就甩掉冰敷袋，
熱的時候又湊上來。

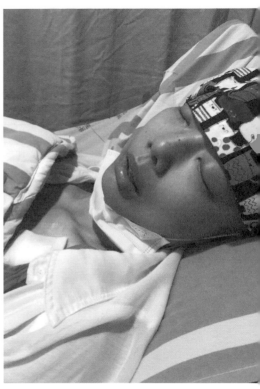

打完藥很暈很暈很暈～

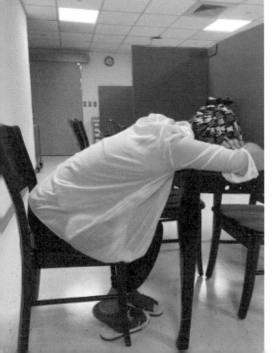

吃沒兩口飯就趴下了。

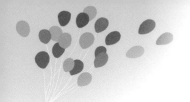

紫杉醇治療後開獎

為了能有足夠的體力接受紫杉醇的摧殘，
除了讓自己保持在「有胃口」的狀態下，
我自己還補充了很多營養素，
算算一共有十四顆，再加上治療副作用的藥物，
「藥吃得比飯還多」這句話扎扎實實的應驗在我身上。

——— ❀ ———

我差點變劍龍。

紫杉醇過後 5 天，回門診追蹤，皮膚多處過敏，包含脖子、背後、側背，還有 Port-A 人工血管附近的皮膚。

抽血部分成績：白血球 640 ／血紅素 8.8

身體疼痛部分，在治療後 3 天自然減輕。手指疼痛部分仍然存在，有輕微拉肚子（成型稀軟）。

看門診時，我秀身上的過敏，把背後掀起來，看到脊椎一節一節變成黑色的樣子，我告訴醫師說：「我是不是要變成劍龍注了，背後好像要長出骨板。」醫師微微一笑。最後我知道我不會變劍龍，但卻領到了一個「大禮包」：含類固

醇藥、抗過敏藥、胃藥、類固醇藥膏等藥，還要還有白血球生成劑。

此外，我自己還補充了維生素 C、D_3、B 群、鈣、薑黃素、微量元素等等，今天早餐盤點，一共 14 顆。

由於抽血結果白血球一樣掉到 1000 以下，所以照舊白血球生成劑連打 3 天。

皮膚過敏的狀況則在將溫度控制在舒適溫度、吃藥加上擦藥後，因而可以控制，比較不癢了。

下次治療會開藥，讓我自己去領白血球生成劑。

注

劍龍：體型龐大，體格粗壯，背部圓潤，前肢短，後肢長，尾巴高懸在空中，為植食性的四足動物。劍龍因其寬而直立的骨板和帶刺的尾巴，而成為最著名的恐龍物種之一。

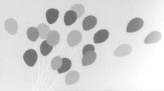

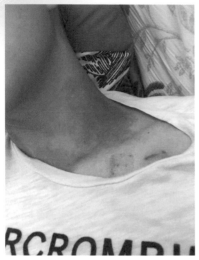

1. 皮膚多處過敏，包含脖子、背後、側背，還有 Port-A 人工血管附近的皮膚

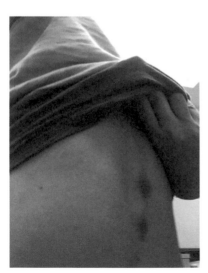

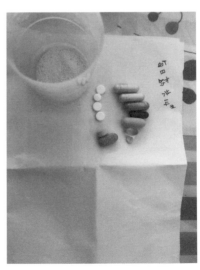

2. 我以為自己要變劍龍，背後要長出骨板

3. 我這次領到的大禮包

第六次化療／
第二次紫杉醇

我用搭「大怒神」

來比喻紫杉醇對我身體和心理帶來的「衝擊」。

剛治療完，看似一切太平，但這太平維持不久，

繼之而來的就是各種的不適，一波又一波。

然而，既然搭上了，不到終點就無法離開。

— ❀ —

礙於上次紫杉醇化療後的恢復期超久，這次我非常不想去化療。

化療的過程，身體就像在搭大怒神，慢慢地爬升，心情從興奮變成後悔，一直到了最高點後，還要停在很高的地方，一邊腿軟一邊看風景；再來，就是無情的墜落與震盪，撐過幾次才會回到地面。

每種化療搭的大怒神都不一樣，我比較喜歡一下子就衝上去，然後一下子就掉下來的那種，偏偏紫杉醇是我上面講的慢慢凌遲你的那種。

其實這次化療後，我前 4 天生龍活虎，也沒有上次皮膚的症狀，不禁開心的告訴家人朋友，這樣的化療，我很可以，這是我最棒的一次體驗了。

然而，到了化療後的第 5 天，感覺身體從最高處往下，忽然變得好疲倦，做什麼事都提不起勁，手腳一直熱熱腫腫；最討厭的是，吃不出東西的味道。

我的舌頭像上了一層塗層，可以聞得到食物的香味，但居然吃不出鹹甜，變成木頭舌。

別人吃得津津有味的東西，我都問說，這個有味道嗎？

最可怕的是，在這段時間，我都超想吃，每次吃完都以失望收場。

再來我因為血色素低，只要走快一點就會小喘，所以這次醫師開了鐵劑給我，她說：「如果再低下去，可能就要輸血了喔。」

我很怕要輸血，所以很認真吃鐵劑，然而吃了鐵劑會便祕，但吃了類固醇，化療可能會拉肚子，腸胃消化又會受影響。所以我就在多天便祕，肚子脹得受不了後，忽然間腸子想通了，就開始很痛，最後那天就以拉了好幾次、屁股熱熱的狀態結束了。

今天是化療後的第 7 天，我的味覺有好了一點點點，也有力氣把過程紀錄一下。我試吃了多力多滋，第一次覺得這餅乾這麼難吃，只有一點點鹹味（你知道有多誇張了齁）。

最後，都搭上大怒神了，隨意吧。

在上面的震盪與尖叫只是暫時的，每天不一樣的經歷和過程，都是我可以拿來說嘴的，或者留給下一趟的人支持的養分。

經歷過，才知道有多難受。

真心期盼一起在大怒神上的朋友，我們都能安全下莊。

PS. 我現在完全可以體會 COVID-19 味覺喪失的痛苦，聽說有人復原後，覺得咖啡喝起來是汽油味……還好我只是暫時的。

我向你們所懷的意念，是賜平安的意念，不是降災禍的意念，要叫你們末後有指望。

(耶利米書 29：11)

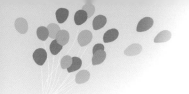

乳癌化療結束滿月：
我將失去身體的一部分

我想保住身體，因為它們就是我的一部分，

我覺得沒有它們，我好像不是完整的我了，

而我要失去它們了。

就這樣，我一直哭到累了，哭到睡著。

— ✿ —

化療療程結束一個月，下肢明顯水腫，站沒多久，腳就感覺繃緊，水腫後皮膚都亮了起來，走路一陣子就好酸，雙手和腳掌還是麻，眼皮很泡一直會流眼淚，味覺只有以前的八成。我以為化療後，這些問題會馬上消失，不過看來好像不是這樣，有過來人可以跟我說一下，這樣算正常嗎？

不過，至少我在手術前的檢查以及門診抽血報告都還算正常。

門診中

我：我決定要做「雙側乳房全切除加重建」。

醫生：你確定嗎？你要先聽一下檢查結果嗎？

我：對，我確定……對齁，那結果如何？

醫生：全身電腦斷層沒有問題，乳房核磁共振沒有發現
　　　癌細胞，骨掃描左邊髖骨比較亮，但電腦斷層看
　　　起來沒問題因此沒關係，至於乳房超音波左邊那
　　　個切片結果是良性的，因此目前癌細胞控制得很
　　　好。這樣，你還要兩邊都切掉嗎？

我：對，我確定。不過……可以做大一點嗎？

這時，診間護理師忽然間笑了出來說：「對啊！都要做
了，就做大一點。」

我：嘿啊，感覺比較有賺到，都要痛了。

醫生：這個要問整形外科醫師，我待會幫你打電話問他
　　　有沒有空，讓他跟你解釋一下重建手術的部分。

結論

討論之後，殘念的，我不會有安潔莉娜裘莉的大奶。

手術當天，我會做右邊乳房全切及腋下淋巴切除，左邊
會做乳房預防性全切除及兩邊擴背肌的自體組織重建。

— ✿ —

在第 8 次化療療程結束後，我做了手術前一系列檢查，
包含骨掃描、電腦斷層、乳房核磁共振和乳房超音波。這些
檢查大都是打入顯影劑後，面對著冷冷的機器，它們在你身
上游移並發出嘰嘎聲響，結束後你可以離開現場，不會有人

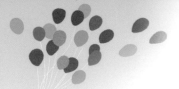

告訴你結果，但乳房超音波除外。

　　我很喜歡一個日本的寶物鑑價節目，專家會拿著放大鏡仔細端詳寶物後，告訴擁有者的寶物是真品還是贗品，並且殘酷地給出該物品的價碼，常常有來賓失望地離開。

　　乳房超音波檢查很像這個節目，只是醫生拿的是超音波探頭而不是放大鏡，她幫我檢查後，也會馬上宣佈結果。

　　你左邊有太多看起來不健康的組織，我覺得你要不要考慮左邊全切除，另外今天還要再切片，有一個看起來怪怪的。

　　我：左邊？

　　醫師：恩，對，左邊。

　　我：那右邊的腫瘤呢？

　　醫師：右邊的癌腫瘤消的很好，淋巴的也是，你如果要部分切，沒有醫生會反對，不過，你知道乳房超音波8分鐘內就該結束，如果以後像這樣花30分鐘以上，追蹤會很麻煩，有太多東西在裡面，難保不會有遺漏。

「翻譯以上的對話」：

右城叛變的傢伙已經被下藥後死亡，但左右雙城裡還有臥底，目前看起來不敢輕舉妄動，但不知道以後會不會默默地勾結互相 cover 造反，因此我的軍師建議我，不如一次把兩座城都毀掉，免得夜長夢多。聽完後，我眼淚不禁滴下，畢竟我宅心仁厚期望顧全大局，叫我一次兩邊全殺光，情何以堪？

「你左邊有要切片嗎？要的話待會要簽同意書。」

「好啊，來切啊。」我吸吸鼻子，這時眼淚因為雙手舉在頭上無法擦掉而一直滑落。

消毒、蓋上無菌單、打局部麻醉，醫師幫我咬了四口組織送檢。

一直到檢查結束，我淚水還沒有停止，它默默地滑進口罩裡，鼻子也分泌著黏稠的液體，台灣製的口罩果然很優，經過兩種不同黏稠度液體的測試後，外層依然沒有滲濕。

回到家後我躺在床上默默地流淚、哽咽地流淚、痛哭失聲的流淚，「因為我不想當大少奶奶，你硬生生叫我嫁給大少爺，我不依，我不依。」

我一直天真的以為，癌細胞幸運地因化療完全消失後，只要進行單側乳房局部切除後再放射線治療就好。忽然一夕之間要我進行「雙側乳房全切除」，也就是範圍從最小的一種換成最大範圍的手術，這讓我實在太震驚而無法接受，我想保住身體，因為它們就是我的一部分，我覺得沒有它們，我好像不是完整的我，而我就要失去它們了。就這樣，我一直哭到累了，哭到睡著。

醒來後我自己開始想，我到底要的是什麼，為什麼我這麼難過？

朋友們陸陸續續地打電話安慰我或聽我表達難過的心情，從與他們的對話中，我漸漸地理出一個頭緒，知道我要什麼後，心境也就轉變了

我不想給這些良性腫瘤有病變機會後，又要來一次讓人

意志消沉的化療，真的太痛苦了。

　　我的腦子裡漸漸知道，對於我來說，雙側移除是好的選項，因為我年輕罹癌，因此基因較弱，現在生活中的環境賀爾蒙又多，我處在先天不足後天又失調的狀態，自己還放了好幾個腫瘤在身上，想賭多年都不會病變，的確是比較兇險的選項。

　　我不想要往後追蹤時，時不時需要切片化驗，也不想再摸到胸部哪裡疼痛時提心吊膽。這種驚弓之鳥的煎熬，真的會讓人煩心。

　　那，我到底在哭什麼？

　　忽然間我想通了，雖然身體不再一樣，但心能夠穩定下來，好像也挺不錯。

　　是時候辦告別式了，是我「奶奶」的告別式，我要跟它們說再見。

　　不，應該是不見。

拈花惹草的生活

不可否認，生病和治療佔據了我很多時間、精神和體力，

但，我並不想把時間都花在「當病人」上，

於是，植物殺手的我，也開始朝著綠手指的養成邁進。

— ❀ —

我家陽台地板堆放了一些
培養土、石頭和盆器，這些東
西有點重又難移動，因此放置
之處都會溼溼的，加上陽台上
很通風而且陽光充足，所以植
栽爆盆，也常落下許多新陳代
謝後的葉子。

因此，過去總覺得陽台有
點髒，不讓我的貓捲捲到陽台
去，因為捲捲是過敏兒。

近幾年捲捲一直有呼吸道
不順的問題，因為鼻後咽長了
一些東西會塞到呼吸道，這是
老問題，檢查了很多次，也無

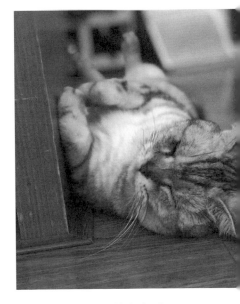

希望捲捲呼吸道快好起來
（這是牠以前可以好好睡覺
的樣子）。

法根治。總之，我們前前後後帶牠去看了很多次醫師，也做了很多檢查和手術，所以現在只要牠可以躺下來睡覺、好好呼吸，我都覺得心滿意足

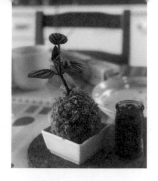

水苔植物真的很療癒，隨便放都超禪風。

重點來了：捲捲很喜歡去陽台躺著曬太陽，因為在暖暖的太陽下，牠總是可以睡很久。所以疫情期間為了牠，我開始整理陽台。每天起床第一件事，就是去把陽台掃好，讓捲捲可以在乾淨、乾燥的地方躺著，也因為牠，我開始學習照顧植物。

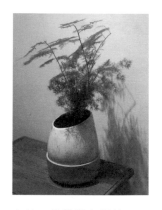

文竹，我覺得它很美。陽台上爆盆的植栽。

我搬了一些工地不要的耗材，包含幾塊木紋磚樣本、一塊扣板，再去木頭工廠要了兩片製作棧板的木頭，加上原有的兩把小椅子和水泥空心磚，在陽台做了一個 L 型的支架。再買帶輪子的板子，把石頭和那些重物放到板子上，只用一根手指就能移動那些很重的石頭，放在支架下方的空間。如此就能掃地和曬乾地

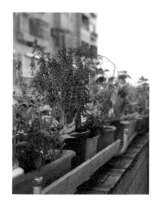

陽台上爆盆的植栽。

板，清潔完畢再推回空心磚下方的空間擺好。

過去的我是植物殺手，什麼盆栽給我都會死光。但最近宅在書房時，爆盆的植栽們就在我眼前，一直看著那些掉落的葉子們也不是辦法，誰叫它影響到公主睡覺。因此手癢，我開始去把多的枝葉剪掉，沒想到一剪後，欲罷不能，開啟了我新綠手指人生的一頁。

每天看著我剪掉的枝葉長出新芽，看著我扦插的枝條長出新葉，真的有種說不出的奇妙感。起床剪幾片薄荷和萬壽菊葉子泡茶、等九層塔收成了就做青醬，還有其他紫色、紅色、黃色爭相開花的花兒們，讓人心情超好。

我觀察到陽台有一區比較曬不到太陽，就在那裡開闢了不喜歡陽光直射的植物區，昨天開始試做水苔球和種子盆栽。

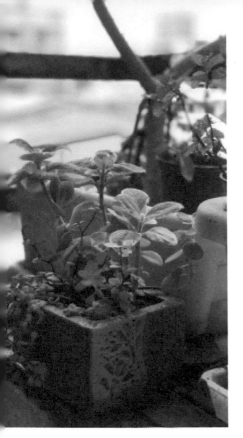

長出新芽、新葉的植栽，
讓我有種說不出的
奇妙感。

水苔植物真的很療癒，也超禪風，比起一直盯電腦時眼睛放鬆很多。

我都等我的白血球正常了，才開始搞這些有的沒的，不然也都有戴保護手的手套。

這次有點岔題了，但我超喜歡。

上帝創造大地之後，使其上發生青草，各樣菜蔬和各種樹木，及各色花草。（創一 11 ～ 13）

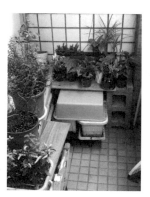

我在陽台做了
一個 L 型的支架

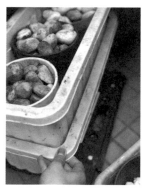

裝了輪子後，
就可以移動
很重的石頭了。

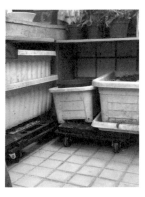

支架下方空間騰出來，
可以收拾整齊。

第七次化療／
紫杉醇第三次追蹤報導

化療做到第七次，我的眉毛、眼睫毛、頭髮幾乎都不見了，

眼皮看起來水腫無神，臉上蒼白無血色，

兩手指甲反黑，看起來有些要脫落，

身體也有些水腫……鏡子裡的我，整個「走樣」。

— ✿ —

這次化療後的第四天全身痠痛，皮膚過敏，每個手指間長出汗皰疹之類的東西，癢到不行，但是吃藥、擦藥、室溫控制後，兩天就可以過關了。比較不同的是，這次化療後，指甲們這次比較明顯地想要和甲床分離。

記得今年大約 3 月，我剛開始化療，也開始換了工作，改在臨床帶實習生的工作。

我們在外科系病房，面對著切除各式各樣器官或組織的病人，剛好，我有個學生選了一個乳癌化療結束後住院要切除乳房的病人。

當時的我跟著學生進去病房和病人打招呼，當時有一

個短暫的談話時間，病人親切微笑回應了我們的問題。雖然病人很親切，但是我看到病人的樣子時，心裡其實是嚇了一跳。病人的眉毛、眼睫毛、頭髮幾乎都不見了，眼皮看起水腫無神，臉上蒼白無血色，兩手指甲反黑，看起來有些要脫落，身體也有些水腫。

出病房後，我對學生說，「我之後也會變成這樣嗎？不會吧，看起來有點可怕。」

我的學生當時跟我說，「老師，不會，你不會的。」

我知道學生當下是想給我一點心理上的支持，因為他才剛出來臨床混，也沒看過幾個病人，怎麼會知道病人會變怎樣呢。

從那時候開始，我在臨床上留心觀察化療後的乳癌患者。因為當時的我想知道，完成化療療程的我會變成怎樣；說不定會有狀況特別好的例子出現。

總之，我很容易分心，時間久了，我也忘記要繼續追蹤觀察這類的病人。

就在幾個月後，這次化療後的恢復期間，我想起了這件事；因為我照著鏡子。

眉毛、眼睫毛、頭髮幾乎都不見了，眼皮看起水腫無神，臉上蒼白無血色，兩手指甲反黑，看起來有些要脫落，身體也有些水腫。加上不知道是眼皮水腫還是沒有睫毛，我在眨眼睛時，一直覺得好像有眼屎沒清乾淨，眼皮都有黏在一起的感覺，這根本是神複製。

回應我自己的問題，會喔，你也變成那個看起來有點可怕的樣子。

　　可是，你不覺得自己很可怕，你接受自己現在的樣子，而且還挺自在的；雖然眉毛常常畫歪或者一高一低，也沒有很在意，也沒有要很認真練習，因為你覺得以後就會長出來了。

　　但，畢竟我本來也是個好好的女孩子，沒幾個月，忽然變成小丸子的阿公，我也是覺得有點太神奇。為了要記錄這個時刻，所以照相留念，這次傷害大家的眼睛，先說拍謝。

他醫好傷心的人，裹好他們的傷處。

（詩篇 147：3）

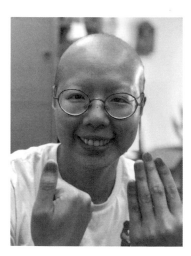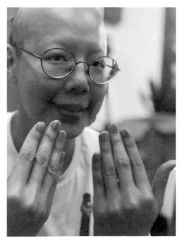

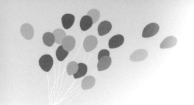

第八次化療 **DONE ！！**

長達五個月的化療療程結束了，
那種不知道終點在哪裡的徬徨無助感，
也終於告一段落，
我漸漸的學會了享受日子的美好，
接受生命的各種面相和考驗。

— ✿ —

從 2 月 26 日到 7 月 24 日，我的化療療程結束了。

每 3 週一次，到最後我都可以感受自己身體白血球是不
是夠高，因此就可以調整白血球生成劑的施打時機。也和化
療藥產生的副作用漸漸成為朋友，知道如何相處。

久病成良醫。

化療過程中常會很想哭，因為不知道盡頭在哪？很徬
徨。但也會笑，因為活在當下時，我會盡力的享受每一天。
享受日子的美好，享受朋友的關心，享受我所擁有的。
身體無法像之前一樣時，換個方向，學學種植物或煮東

西也是很棒的事。

　　之後還有很多檢查，還要手術，或許還要做放射線治療，總之就一步一步走。

　　我這個學期的化療期末考 ALL PASS，可以稍微放個暑假了，呼。

　　這大概是我最開心打文章的一次了，下次就應該不會哀哀叫了吧？！

　　我要論到耶和華說：他是我的避難所，是我的山寨，是我的神，是我所倚靠的。（詩篇 91：2）

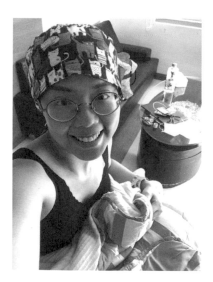
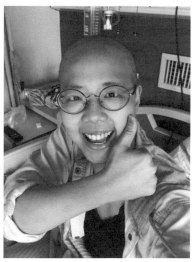

2021/07/24，化療學期 ALL PASS，我可以放暑假了。

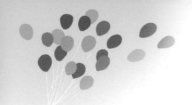

人生的第一次休克經驗

化療後的第四天一早，我經歷了第一次的休克。

躺在地上的我哭著想，我會不會站起來又暈？

萬一在路邊昏倒怎麼辦？我明天會不會又再暈一次？

我的腳好痠痛，到底會不會恢復？

現在連走路都走不動，要怎麼運動？

我的手腳好麻，什麼時候會好？

— ❀ —

記得曾有病友分享她化療後昏倒休克在路邊，然後又醒來走回家的經驗。我在化療期間一直都覺得自己幸運，沒有遇到這麼可怕的事情。

然而，在第 4 次紫杉醇／最後一次化療的幾天後，我經歷了這個過程。

事情是這樣的。

從倒數兩次化療開始，我可以感受身體明顯水腫，大概像孕婦一樣吧，走一點路兩腳下肢就覺得腫脹，平坦的路面走沒幾步（大約 20 公尺），大腿就像爬山一樣超級痠。晚上

睡覺時兩隻腳會抽痛，加上手腳末梢神經麻，有時讓我睡得不是很安穩。

可是，我覺得這樣的過程通常在休息中都可以度過。

在臨床照顧病人時，偶爾會遇到病人休克。休克前通常病人可能會說：我心跳好快，我吸不到氣；然後有時意識會喪失，不然就是以嘔吐的樣子呈現。這時候的我們就要找到休克原因，補充身體的體液、增加周邊的血管阻力、給一些強心劑等等，想辦法讓血壓恢復正常。

就在化療後的第 4 天，2021/07/28，一早，我起床吃早餐後，坐在書房使用電腦約 40 分鐘。當時覺得腳有點痠，想起來動一動，因此就從書房移動到餐廳（不到 2 公尺）。當我走到餐廳時，瞬間感覺頭好暈，因此我快速的拉了椅子坐下來，把頭趴在桌子上，趴上後沒幾秒鐘就開始想嘔吐。

嘔吐袋就放在離我兩步的距離，但當時我真的無法站起來拿，一直覺得站起來我就會倒了，因此我只好拿著桌上的馬克杯想接嘔吐物，並且期待這個恐怖的頭暈會過去。

過了 30 秒，嘔吐感消失時，我從趴著想要變成坐著，沒想到頭一抬，我的頭一直冒汗，瞬間聽到心臟跳得很快，感覺呼吸好喘，而且眼前快要變黑；這時直覺告訴我，我應該是快休克了。最後我就慢慢地讓身體滑到地上躺著，把兩隻腳掛在椅子上，幫助自己下肢的血量回到心臟。當我把腳掛上去時，就覺得頭暈改善，然後好像就睡著了。

不知過了多久，我張開眼睛，這時我躺在地上，我家的貓也躺在地上，牠看著我，我看著牠；只是牠鼻塞，所以呼吸一直發出聲音。牠走過來蹭了我兩下，應該在問我說：你幹嘛躺在地上？

敬大家一杯，乾啦。
Bottoms up ！

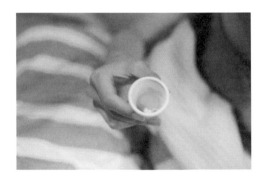

這是我的強力止吐藥和止吐藥。

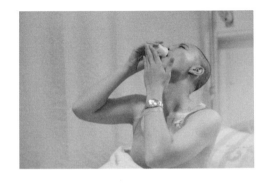

話不多說，先乾為敬。

這時我的頭和衣服沾了汗水，還順便黏了些捲捲挖灑一地的貓砂在身上。

清醒地躺在地上，我哭了；因為我開始想，我會不會站起來又暈？萬一在路邊昏倒怎麼辦？我明天會不會又再暈一

每次化療前和化療後
都要吞很多藥，
它們是我的救命丹，
一次次幫我渡過噁心過程。

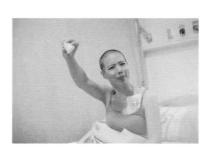

不知為何，
我常把嘴巴笑到這麼大，
難怪有人對我的印象就是
嘴巴大，牙齒大。

我乾了，換你敬我一杯了。

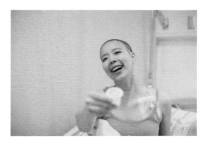

次？我的腳好痠好痛，到底會不會恢復？現在連走路都走不動，要怎麼運動？我的手腳好麻，什麼時候會好？

一切的一切，都有很多未知數。

身邊的人都在忙著正經事，我現在居然躺在髒髒的地上；我怎麼會在搞這個？

還好手機有在身邊，因此我傳了訊息：我昏倒後醒了，現在沒事。

最後，我翻了身，慢慢地坐起。沒事後，又慢慢地站起來，拖著沉重的腿回到房間，換了件衣服，在房間裡又沉沉的睡去。

李溫，你還好嗎？要吃東西嗎？

有人回覆了，我盼到曙光。是，謝謝，感激的那種。

今天，我吃了早餐，泡了一壺茶，坐在電腦前打字，我的貓一樣躺在地上呼吸有聲音，我固定兩小時傳簡訊告訴大家我還活著，嘴巴味道完全走樣，食欲不怎麼好，身體還很累，一直睡睡醒醒。

我期待著這些藥物的副作用結束，只能耐心地等。

媽的，手指好麻。

雙側乳房全切除加
自體擴背肌重建

經過手術後，我正式又破了一關。

手術前的準備

手術前一天心情有點緊張，即便我看過這種刀很多次，我也知道手術通常會順利結束。不同的是，這次是我自己要躺在手術床，被注射藥物、插管、手術、喚醒恢復、送回病房。

以前的我都是當配角不用扛收視壓力，很簡單，也沒有太多台詞，但是這次換我當女一，要從頭參與到尾，我知道這次不會這樣輕鬆就殺青。

以下是我的手術過程簡介：

手術當天一早我先打了顯影劑，以前聽病人說打這針很痛，使我一直以為打顯影劑針好比滿清十大酷刑，要從「乳頭」插針很深後才打藥。結果，這一針是從「乳暈」的地方進行皮下注射，針頭很細，劑量也不多，說實在有一點點痛，但其實沒有上述腦補畫面那樣恐怖，是可以接受的狀態。

進到開刀房裡，我的朋友們紛紛來幫我打氣，我知道他們一定會幫忙我度過難關。躺在再熟悉不過的手術台，看著同樣的手術燈，被裝上生理監視器，跟大家說再見後便深深地睡著，這一睡就從早上 8 點到晚上 10 點。

在手術這段時間，乳房外科醫師幫平躺的我做了「雙側乳房全切除加右側淋巴（5 顆）移除」後，換整形外科醫師上場，工作人員幫我換成趴著，從後背切下兩側擴背肌及皮瓣後，再翻回正面，用了自己背後的肌肉，脂肪和皮瓣，做了雙側乳房的重建手術。

結束後，我的身體在前胸後背共留了 4 條的引流管。

醒了喔，會痛嗎？
不會，但是身體好緊喔。

我下意識地去摸了我的胸部，發現我身上已經穿上了壓力衣。

回到病房，第一天晚上，我只能平躺，無法自己翻身，幾個小時就有護理師幫我把引流管的液體倒掉，聽起來量有點多，但傷口不太痛，只要固定時間吃止痛藥。對了，我還有一條尿管，讓我不用起床去廁所，太方便了，我有點擔心會不會我一直平躺到身體有壓瘡，因為我想要翻身，但是真的無法。

隔天換藥時，我試著把床頭升高，兩隻手抓住床欄後，努力的把身體往前傾坐起來，我成功了，雖然身體還是很

乳癌手術／雙側乳房全切除加
自體擴背肌重建

- **手術時間**：15 個小時。
- **麻醉**：插管全身麻醉／氣體麻醉　轉標靶輸注全靜脈麻醉（TCI）＋腦部監測 BI。S
- **止痛方式**：恢復室—嗎啡靜脈注射 4mg ／病房—口服止痛藥已足夠。
- **引流管**：於左右前胸及後背各一　共四條。
  手術後第七天及八天分別拔掉右邊前胸及後背引流管，第十天全數移除。
- **手術自費項目**：低溫電漿刀，Tissue cell 4ml，壓力衣，顯影劑，敷料，乳房重建手術費及麻醉費……等。

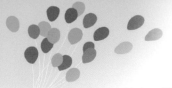

緊，像穿馬甲一樣。

「你可坐起來了喔，挺猛地。」

醫生及護理師幫我打開壓力衣，我從上面往下觀看，這是我與奶奶的相見歡，胸前有兩個圓形的傷口，縫的樣子就是整型外科的手路──整齊及漂亮；背後橫跨背部的傷口則是鄉民的最愛──30cm 以上。

第一次與奶奶見面有什麼感覺？「哈嚕！你是誰，乳頭去哪了？」

我又學會把床頭板升高，頭部頂住床板，手稍微撐住移動屁股，自己或請別人幫我把往腳緣移動後坐到床緣，穿拖鞋後站起來，我成功把自己弄下床走到廁所幾次後，就得到移除尿管的殊榮，這是第二天。

雖然可以下床了，但不知是化療後還沒恢復，或者又加上手術元氣大傷，我有很多時候還是想躺在床上，不是睡覺就是吃飯，只有去廁所時才下床，這陣子我追著「蝶妹」，想知道斯卡羅王國發生什麼事，沉浸在 TLC 頻道「我的夢幻婚紗」、「沉重人生」、「墨西哥尋屋記」、「德州蛋糕屋」、「蛋糕王對王」、「小鎮翻修趣」、「腳痛要人命」、「戰痘醫師」，一直看到節目重播，一直到汽車借款的廣告台詞都背了起來，廢了 7 天才正式的走出病房門口倒水，當我走出門時，感覺好神奇，有種我可以照顧自己的成就感。

說實在，住院期間我對新的胸部還沒投入太多感情，

只有期待引流管裡的液體快點變少，讓我可以拔掉引流管回家，即使朋友在換藥時出現，我也都邀請大家一起認識我的奶奶，我感覺這個東西沒有這麼私密，就好像一般可以裸露在外的皮膚一樣，這是乳頭大解放的第一步，不，我好像沒有乳頭了。

　　隨著時間挪移，手術 10 天後管路全數移除出院，兩邊的手臂也隨著活動，活動度漸漸變大，右邊手肘開始可以碰到耳朵，左邊則是出現了「＊腋網症候群」Axillary Web Syndrome，AWS，活動時超痛。後背的傷口還是讓我在轉身時多了一種拉力叫我回頭，回家後，每天在家裡一直不斷地做肩膀的復健，深怕沾黏後打不開，左手在每一次疼痛中，多解鎖了一點角度。

　　術後第 14 天，回到門診拆了部分的線，傷口癒合的還不錯，但背後出現常見的併發症——血清腫，因此醫生幫我從後背各抽出了約 85ml 的液體，這是常見的併發症，需要耐心等候才會消失。

　　我背後還沒拆線，但很緊的感覺也漸漸鬆開了一點，可以自由地轉換姿勢側睡，活動度左手仍然比右手差，但是AWS 減輕，隨著運動慢慢變好。

　　目前，我看著自己的奶變大仍然沒有特別的開心，因為我感覺它們是我新領養的，還在適應彼此帶來的麻煩與樣子，雖然不需吃止痛藥，但是前胸後背於移動時還是會有一點疼痛感提醒我不要太過用力，也讓我無法用太多力。

我的手腳還沒度過化療的影響，還是會麻，但那些化療後變黑變脆的指甲，隨著粉色指甲的出現不斷的被我剪掉，變黑的舌頭，也漸漸恢復粉嫩，味覺也復原了，下肢水腫的問題還是會有，但是程度及症狀都有緩解，只是腳還是會痠，就像乳酸堆積那種。

女一角色我超投入的，根本用生命在演，是吧！

卡！最後一幕完成，準備殺青慶功宴——

「你的組織檢驗報告結果：取下的淋巴及組織裡都沒有發現癌細胞，化療效果很好。我幫你掛號放射腫瘤科，去跟放腫科醫生討論一下需不需要放射線治療。」

「啥，我還要放療喔？」

「化療效果雖然很好，但是你一開始的正子攝影，胸骨上淋巴有很多亮點，所以我希望你還是去跟放腫科醫師討論一下需不需要放療。然後你要開始吃 5 年抗賀爾蒙的藥了，要開始預防骨鬆喔。」

「喔，好。」

經過手術後，我正式又破了一關。

但是怎麼又有隱藏關呢？

放射線治療，起步走！

「照射時間大約 5 分鐘，每星期五次，一共 25 次。」
在手術之後，我又有了新功課：放射線治療。

— ❀ —

HBO 有一齣戲叫「Chernobyl」，中文譯成「核爆家園」，故事在說明 1986 年蘇聯烏克蘭發生的車諾比核災事故以及其善後工作的故事，戲中演到瞬間接受高劑量輻射後，有人瞬間死亡、有人罹患癌症，也有人燙傷等後遺症，這嚇得我不要不要的，因為接下來，我就要開始接受輻射治療。

這是我第一次踏入放射腫瘤科（放腫科）門診的過程。
診間外收集了許多和我一樣擁有「重大傷病卡」的「卡友」們，因此坐在這裡的人，很多都戴著頭巾或帽子，我覺得我再正常不過了。
候診的沙發坐起來很舒服，冷氣的溫度也舒適到讓人忍不住想睡，我的醫生看診速度屬於緩慢型，但是進去了才知道，他讓人慢慢地問，也清楚的解釋，還會話一下家常，我覺得這樣很好，因為我們有時候就是會有一大堆問題。
雖然手術報告和化療後檢查的結果都沒有顯示有癌細

胞，不過還是要以「確診時」的檢驗為主，當時胸骨和腋下淋巴顯示有癌細胞感染，所以還是要做放射線治療，局部加強控制一下。

「照射時間大約 5 分鐘，每星期五次，一共 25 次。」

「有研究顯示，擦保濕或其他東西，可以讓放療區域的皮膚比較不會破皮，但每個人的情況不同，等皮膚真的發生問題後再開藥就好。」

「第一次電療前，我們要先約一個時間做身體模具，再照一張電腦斷層，到時後會在你身上畫線，貼上定位膠帶，時間大概一個小時……」

我的放射腫瘤科醫師在我進入診間看診後，跟我說明了許多。

結論是，我還是要電喔？

心裡雖然百般的不情願，但還是拿出行事曆，約了做身體模具的時間。

製作模具當天，先換了治療服進到治療室裡，製作模具時必須把上衣脫掉，躺在治療檯上，身體下放著一塊充滿微小顆粒（類似懶骨頭）的板子，雙手往上擺好，那些微小的粒子會順著身體的擺位變化，治療師幫我確認該動作不會造成不舒適後，把板子裡抽成真空，瞬間那些微小粒子就被固定，而這個就變成我專屬的身體的模型。再來，放射治療師在我身上畫了很多線以及貼很多定位膠帶，所以從那天開始，我身上留下了許多線和膠帶（還不能洗掉）。

我覺得我家三歲小姪女一定很愛這個工作，畢竟上次叫他畫爺爺，他好認真拿筆畫爺爺，等爺爺醒來，腳和身上都畫滿了還貼了貼紙，真棒。

　　製作好模具後，就會再照一張斷層掃描（不打顯影劑），結束後，就請你回家等消息，大約一個星期後就可以開始進行放射線治療。

　　我第一次放療很緊張，進到治療室要先把衣服脫掉，躺在治療檯上，按照身體的模板躺好，放射治療師依照我身上畫的線微調角度，調整好後，頭上巨大的機器就開始轉動了起來，這機器叫「直線加速器」。我第一次看著這個機器在我頭上轉來轉去，感覺像怪獸電力公司夾衣櫃門的機器，不過這時不用有怪獸，我的驚嚇指數應該可以直接存滿電池。

　　這機器從好幾個角度放出「動感光波」，每一次換角度照射，我心裡都會有「到底有完沒完」的念頭，照射時機器不會有光線，但會發出連續逼逼逼的聲音，只要它發出聲音，我就開始擔心：我會不會燒焦？我會不會燒焦？我會不會燒焦？

　　就在我擔心會不會燒焦時，疑，好了喔？

　　原來沒有想像中恐怖，不過聽說 2-3 週之後皮膚就會發紅、刺痛，像是曬傷的樣子。

　　所以我從治療開始，就沒有穿內衣，連上班時也是，衣服都選寬鬆的減少摩擦，說真的，超舒服的。

　　現在我已經做了第 6 次，照的時候會覺得有一點點刺刺的，不過皮膚倒是還好，等到 10 次之後再跟大家報告吧。

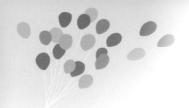

放射線治療第 20 次
（共 25 次）

考慮好做的決定就是最好的決定，
不一定要勉強自己達到什麼標準，或者一定要和別人一樣，
每個人有不同的人生過程，
能夠愛自己，接受自己的身體就是最好的選擇。

— ✿ —

目前全身的毛髮都開始長了，頭髮已經超過 1 公分，本來就有自然捲的我長出來的頭髮好像更捲了，雙手手指還會麻，指甲還有五分之一黑黑的，吃抗賀爾蒙的藥產生關節疼痛，所以手沒辦法做很精細的活動，之前雙腳很痠的感覺改善了。

先前兩邊胸部會忽然疼痛的狀況也減少許多，偶爾才會從疼痛中醒來，兩邊腋網症候群已經復原，但我的左邊肩關節在這兩周開始做內旋和外展時會感到疼痛，無法很順的做脫衣服的動作，背後很緊的地方有部分漸漸拉開，但是皮膚還是緊繃，所以手伸展時仍會受限，這讓我有些困擾。

做了手術後很多地方失去感覺；取組織區（後背）和植入區（前胸），我正在習慣這種過程，我接納自己身體背

後有沾黏拉不開、失去部分感覺、喝冰水經過食道時，胸前有時會痛、胸部形狀也不再和以前一樣平衡自然柔軟，有時我會覺得後悔，覺得幹嘛做這麼大的手術，讓自己身體多處[永遠]失去知覺，其實不重建好像也是不錯。

罹病的過程中，一直需要不斷地做決定，並且賭上性命去完成，就像真實版的魷魚遊戲。

最近有些人會問有關重建的事情，我其實擔心跟大家分享我的重建決定時，會改變別人的醫療決定。現在有很多種重建的方式，我自己覺得最棒的一種，據說可以恢復感覺，做出來的胸部又柔軟，但是也是最貴的一種，有時候我也會想我應該要選這種的方式才對。但是手術前我考量兼顧保險給付、就醫便利、工作維持等等因素，最後才幫自己做了醫療選擇，因為我知道後續還有生活要過，只能在眾多考量下追求最佳化。

考慮好做的決定就是最好的決定，不一定要勉強自己達到什麼標準，或者一定要和別人一樣，每個人有不同的人生過程，能夠愛自己，接受自己的身體就是最好的選擇。

另外，隨著每天去做放射線治療，漸漸習慣上治療台的節奏，一下子也快到達尾聲，我的皮膚目前沒有任何燙傷，但是有時做完療程時，皮膚會有一點刺痛感，只是些微，完全可以忍受的那種。但身體有時會覺得疲累，加上需要減少皮膚的摩擦，因此我順理成章的暫停了運動。此外，剛做完，吞嚥的時候有一點點卡卡，不過完全不會減少我吃東西

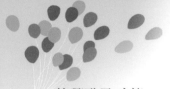

的興致及功能。

　　我手術前血色素不到 10，先前手術中有流了一些血，當時我堅持不想輸血，想要讓自己身體慢慢製造紅血球，所以手術後，活動一下就會有點喘，兩週前我回診乳房外科複診時，請醫生幫我驗血，沒想到血色素只有 8.8，更令我擔心的是，我的白血球不知為何地掉到 2200，由於乳外回診時間在兩週後，因此我先問了放腫科醫師，他說我照射的部位不是長骨，理應不會造成白血球低這麼多，不過由於目前沒有什麼異樣，他再幫我開了一張抽血單，請我下週再抽血，看看白血球和紅血球的趨勢是慢慢回復，還是持續低迷。

　　我覺得自己的身體對每種治療反應都很認真，剩下最後幾次放射線治療，希望順利結束過關，不要有其他問題產生，等之後檢驗結果再跟各位分享。

　　最後，放腫科醫師依然很親切，在診間常會聊工作或者平常的生活，我有時候會戴假髮，有時是布帽，有時就是我剛長出來的極短平頭。在一次門診話家常時，他對於我像真髮的假髮很好奇，我直接就把假髮拿下來給他和護理師觀賞，他們不禁稱讚了我的假髮：「哇！這個好真，連頭皮都有做出來，摸起來很不一樣。」

　　我心裡想，再怎麼真也沒有自然的真，頭髮再長一點，我就可以跟假髮說再見了，真希望頭髮能長快一點。

　　補充一下，胸部現在尺寸升級，然後不用擔心激凸和下垂，整體來說我算是滿意。

放射線治療結束了！
（第 25 次／共 25 次）

以前一直期待著這一天快點來，

現在結束了，我卻沒有開心的感覺，

我想，這一定是我打從心裡不想跟癌症扯上關係，

但是往後還是必須和它一起分享我所有的生活過程，

不論我喜不喜歡。

—— ❀ ——

終於結束放射線治療，我的皮膚沒有破皮，但有變黑，放療結束兩天後才開始比較癢及刺痛，但是可以忍受的範圍，整個療程下來，最讓我困擾的是每天「去做治療的交通過程」。

為了放療，我必須搭 25 分鐘車程的醫院交通車到另一個院區，等候一陣子才能進行短短 5 分鐘的治療，之後又再花 25 分鐘搭車回來。

不過，最後一次搭交通車去治療的我，開心的像要去郊遊一樣，不停的在車上拍照。

放療前一直擔心燙傷或破皮的症狀出現，深怕自己會有

吞嚥困難的情形，最後是腦補的畫面比實際來的可怕。

醫生在追蹤門診跟我說：「如果照射部位在黏膜比較多的地方就會比較辛苦，因為黏膜對放射線很敏感，會容易破掉，譬如口腔。乳癌照射部位相對傷害較小，就不會那麼不舒服，所以乳癌病人很少做不完放療的療程。」

我被診斷癌症前不久，才剛結束悠閒的生活，當時我花了一個月在海邊的餐酒館打工換宿，開啟我人生的衝浪體驗過程，在海邊，那裡聚集了許多追求生活及思想自由的人，也因為海邊的他們，讓我對世界有不同的了解與體驗。

當時候的我一定不會料到才短短幾個月，我確診了乳癌，人生忽然停頓下來，還來個大轉彎，殺的我措手不及。

最後一次放療，我請放射治療師在直線加速器的見證下，幫我和自己身體模板拍照，我把身體模板想像成衝浪板抱著，因為我想念海邊悠閒的生活，也想念過去無拘無束的健康身體。

所有的治療隨著放療結束也算告一個段落，我以前一直期待這一天快點來，但現在結束了，我卻沒有開心的感覺。我想，這一定是我打從心裡不想跟癌症扯上關係，但往後還是必須和它一起分享我所有的生活過程，不論我喜不喜歡。

不管怎樣討厭，至少先恭喜自己暫時不用做很多會讓自己不舒適的治療，可以先喘一口氣了。

不斷復健、不斷吃藥，不斷追蹤，預備起。

試著接受新的自己

重健。復健。 血淚史

就像是一場等不到閉幕的奧運比賽，
好不容易做完了化療、熬過了放射線治療，
不但不是結束，還是另一場賽事的開端……

作者附注：
我的治療順序是：化療完→手術，手術完→放射線治療，放療
完→復健
這一部分裡，我把過程中需要復健的部分獨立出來，讓大家更
清楚在乳癌的治療的過程中、以及結束後，我們會有哪些重要
的事要做。

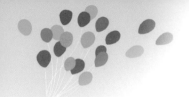

需要完整的復健計畫

　　化療結束兩個月，目前頭髮、眉毛開始變長了，味覺完全復原，指甲隨著沒有化療，恢復成粉紅色，但之前變黑的部分還在，所以要等指甲長了後慢慢剪掉，手腳還是會麻，仍然無法用指甲打開易開罐。我的上肢沒有水腫了，但下肢水腫仍然會發生，但嚴重程度減輕許多。腳很酸的現象更減輕了，因此我現在在家可以做一些「初階沒有跳躍」的高強度間歇訓練：HIIT。

　　手術結束正式一個月，雖然傷口漸漸復原，慢慢比較舒適，自己一直有在復健，但是後背皮膚還是感覺很緊，胸部在腋下及其下緣仍然壓了會痛，另外胸部偶爾會自己傳來抽痛，即使我什麼事都沒幹……總之，我常在疼痛中醒來。

　　背部的肌群因為手術改變，所以跟常人不同，我不知道怎麼因應這樣的變化做復健的調整，因為一般坊間就只有教「正常人」的訓練方式，我只好自己亂活動，時時提醒自己把肩膀打開，胸部挺起來，不要駝背，即使有時候會背痠。

我在想，如果有一位物理治療師或者專業的老師，可以針對我身體因為手術獨特的改變，給我一些復健的建議，並且隨著治療的進程調整運動強度來搭配設計活動，我的復健路應該會少走一點吧。

　　不知道其他乳癌患者會不會需要這樣的課程，還是只是我自己覺得需要？

　　另外，由於我需要吃抗賀爾蒙的藥 5 年，這個藥會造成骨質流失，所以前些日子我去掛了骨質疏鬆門診，想追蹤自己的骨質密度，也開始努力地維持骨本，因為我擔心自己一跌倒手就斷了，畢竟在開刀房看到太多骨鬆病人發生這種事。

　　我要許願
　　希望
　　有「物理治療」的專家看到我的需求，能讓我諮詢一下乳癌手術後的運動和復健。

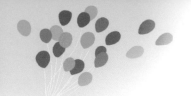

第一堂復健課報到

- 乳癌化療結束 4 個月
- 雙側乳房全切除／擴背肌自體組織重建／術後 3 個月
- 放射線療法結束 3 週
- 抗賀爾蒙藥治療／邁入第 3 個月追蹤報導

隨著各項治療結束後，可以感受身體漸漸地復原，頭髮從稀疏漸漸茂密起來，假髮已經被我擱在一旁，現在開始用真髮生活，隨著化療的藥物慢慢代謝，指甲只剩下大概六分之一黑黑的，指甲好像我的年輪，記錄著我被下毒以及復原的過程，平整的甲片已經漸漸取代崎嶇不平的樣子。即便藥物漸漸代謝，但我的手指、腳趾依然會麻，雖然程度有改善，但醫生說有些人要半年才會好，要我多一點耐性。過去一直抱怨的腳很痠的情形，已經完全改善。

繼上次白血球 2400，血色素 8.6，我的乳房外科醫師幫我掛血液腫瘤（血腫）科，想要知道化療後白血球高不起來是哪招？結果我去看了血腫科醫生，他覺得白血球還好，可以再觀察，倒是開了葉酸給我，叫我吃吃，試著改善貧血的

問題，等兩週後再去驗血、回診。

　　放射線治療沒有造成太多皮膚的問題，但放腫科醫生建議我一個月後才可以開始「路仙（台）」，所以我只用肥皂清潔過就沖洗，還沒有用刷洗巾，胸部的皮膚稍微變黑變硬了點，重建的組織在放療時有變小一點，不過現在好像又復原了的樣子，兩邊好像又差不多大了。

　　我第一次吃抗賀爾蒙藥後全身關節痛，醫生幫我換第二種藥，雖然有改善，不過還是痛，回診後又幫我換了第三種藥，同樣也是芳香環酶抑制劑 Aaromatase Inhibitor（AI）類的藥物：安美達錠；Arimidex（Anastrozole），我吃了之後再跟大家報告手指頭關節和髖關節有沒有比較不痛一點點，雖然我是不抱太大希望啦。

　　關於手術重建後，這倒是要好好聊聊。

　　我最近收到臉友訊息問我：「你會不會後悔做重建？」

　　我上週去掛了復健科，原因是左肩膀很痛。最後醫生讓我去做復健，復健師檢查了我的身體，就說你的前胸和後背手術過的地方黏的好緊，不就每天像穿盔甲一樣。

　　我說：「對阿，所以才想說等放療結束皮膚好了，來找復健科看看如何改善。這個可以改善嗎？」

　　復健師：「每天慢慢推，會漸漸改善。」

　　於是開始了我第一堂復健，在推的過程中只要按到沾黏較深的地方，我會痛到抱頭不敢叫出聲，復健師也教我回家怎麼幫自己按摩，也推薦我運用「禪柔運動」來預防手部

水腫，還有洗澡時可以做的幫助淋巴回流的動作。所以我現一有空就開始幫自己推，開始期待著有一天不會這麼痛，總之，我開始踏上復健之路。

我會不會後悔？

重建之後，胸部某些地方的感覺會消失，背後取組織區也有一大塊失去感覺。如果再一次，我也許可以選擇不要重建。其實也不是後悔，因為當初的我以為自己沒辦法接受自己沒有胸部，但是現在的我，覺得沒有胸部好像也還好，好像手術完後等傷口復原後，就結束這個過程也是不賴的感覺。但也說不定，當初如果我沒有重建，我或許又會一直想說當初為何決定不重建？

總之，決定好，就相信自己的選擇是最好的，然後就依靠上帝往前走。

傷口沾黏

> ● 乳癌手術
> ● 術後三個月

重點提示：術後一定要去看復健科！

手術後筋膜會沾黏，沾黏後會影響身體的活動，所以有些人會提到自己乳癌手術後關節活動受限，有時讓部分病友聽了很擔心，甚至不想要接受手術。

乳癌手術常見會有腋網症候群，這是因為手術伴隨淋巴結摘除，就由腋窩開始會形成一條索狀物或呈現樹枝狀，一直延伸到手肘，甚至到大拇指根部，最後影響肩關節、肘關節及腕關節的伸展，簡單說就是在腋下會有一條類似「很緊的筋」拉住你的腋下和手臂，所以會造成手無法抬高伸直，如果一直不管它，久了就很難伸直了，不過如果有復健，這個現象很容易就會獲得改善，我自己的經驗大概活動兩個月後，大幅改善。

至於腋網症候群如何運動？網路有很多資料可以參考，但建議還是尋求物理治療師的協助，可以達到最好的效果。

由於上述的成功經驗，所以我自己覺得前胸後背應該也可以靠自己把很緊的感覺拉開，因此我每天看著 Youtube 復健影片幫自己活動，於是一直深怕自己會黏住的我，真的就黏住了。

　　我的肩關節開始痛了起來，而且越來越不舒服，就算活動有鬆了一點點，但是身體還是很緊很緊，肩膀好痛好痛，不得已只好放棄「自己看 youtube 做復健」的作法。

　　在放射線治療結束大概一個月後（為了讓皮膚復原），我決定去掛復健科門診，醫生幫我安排了懂乳癌復健的物理治療老師後，就開始了我的復健之路。

　　老師先幫我檢查哪裡黏的緊，然後就開始幫我把沾黏的筋膜慢慢推開，推的時候有時會產生尖銳刺痛，痛到我臉部表情扭曲，抱著頭的手指都快要崁進頭皮裡。

　　但神奇的是，老師幫我推開沾黏的筋膜，再幫我把背部肌肉放鬆之後，才第二次，我的肩膀疼痛居然減輕超級多，可以活動的角度更大了。

　　才第三次復健，老師檢查時就說筋膜明顯鬆開，我自己也感到背後活動度變大，這真的是太神奇了（當然在家裡也是每天推）。

　　還沒去復健前，我一度以為我身體大概永遠都會這麼緊，我的活動極限應該就這樣了吧。

　　所以，真心認為復健的事情真的還是要給專業的來，才能事半功倍。

另外，**乳癌手術後除了沾黏，還有一個很重要的課題：手部淋巴水腫**。

復健時，老師也會幫我做淋巴引流的按摩，也會貼心的幫我檢查兩手有沒有腫脹，另外教我平常自己在家可以做的淋巴引流動作，他告訴我就算沒有水腫，每天洗澡時也要幫自己推一推，促進淋巴的回流。

所以強烈建議，乳癌手術後，真的可以去復健科聽聽專家的建議，他們真的可以幫忙很多，手術後好好的復健，可以維持良好的活動功能，千萬不要因為聽別人說他手術後肩部沾黏，就害怕不做手術。

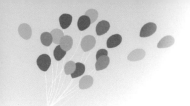

血清腫

我自己手術後共抽了 3 次，出院後第一週回診抽了
80cc，兩週後再第二次回診抽了 70cc，再兩週後再
回診抽了 30cc，再來就沒有抽了。

　　復健過後一陣子，身體黏住的地方漸漸推開了，當然還
是有很多地方黏的很緊，不過，看到自己有在進步就覺得踏
實，即使有時候很痛，有些地方好像推開了之後，又會黏住
的感覺。

　　有一天，我的復健老師觀察到我的腋下比平常腫了一
點，復健時就幫我加強了淋巴引流的按摩，結果沒喝很多水
的我，回家居然就尿了一大泡尿，真的有點神奇。

　　回診形外科門診追蹤。

　　整外醫師：「你的左邊乳房邊緣有一個點黏住了，這個
可以以後再做一個小手術把黏住的地方撥開，這樣看起來胸
部會更對稱。」

　　「我看一下背後，」整外醫師讓我轉過身去，「恩，看
起來很好，完全沒有『血清腫』的問題，很好，那就三個月

後再來追蹤就可以。」

　　我：「醫生，我背後感覺黏得很緊，有點推不開。」

　　整外醫生：「這個是當初取組織時拉得很緊，應該慢慢會鬆開一點。」

　　「那我再復健三個月，看看那個胸部黏住的點會不會鬆開，不行的時候再考慮手術撥開。」我說。

　　最近看到有乳癌術後的朋友分享，手術全切後，腋下的地方腫起來像一個腫塊摸起來軟軟的，這樣正常嗎？這聽起來就像是血清腫（seroma），所以我就去找了國外介紹血清腫的文章，在這裡翻譯成中文來跟大家分享一下好了。

1. 血清腫（seroma）是什麼？

　　血清腫是積聚在皮膚表面下的液體，最常見的是在手術切口部位或組織被切除後的腔隙產生腫脹，可能會在手術過幾週後才發生，但往往這時候都已經將引流管拔除了，這些液體是由水，電解質，含纖維素的血漿蛋白等組成，通常呈現淡黃色或淡紅色。

2. 形成血清腫的原因為何？

　　大多數血清腫會於身體大量組織被移除或破壞之後才出現，意思就是破壞越大，越容易產生血清腫。常見於乳房切除／隆乳或大面積抽脂等。

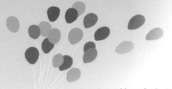

3. 如何識別血清腫或感染

血清腫會像腫塊，觸摸時可能會變軟或疼痛，如果有血清腫，從手術切口有明顯的分泌物是常見的，不會造成太大的問題，但是「如果分泌物變血、變色或發出異味」就可能是感染，如果感染擴散到血液中，嚴重則會有敗血症的風險，需要立刻就醫。

感染時會產生發燒發冷，意識改變，呼吸心跳變快，血壓改變等症狀。

4. 血清腫會改善嗎？

手術後引流管的放置就是用來預防血清腫的形成，但引流管移除後，仍有些許患者抱怨傷口腫脹不舒服，但通常都會自行緩解，或門診當下用針頭抽吸即可漸漸改善。另外，手術之前可以和醫生討論有無任何措施來幫助皮膚和組織更快癒合，以預防血清腫的發生，例如壓力衣、組織膠、低溫電燒刀、敷料等，幫助減少手術創傷和術後的腫脹。但最後如果出現血清腫，請務必諮詢您的醫生，以便雙方決定最佳治療步驟。雖然很麻煩，但血清腫很少會很嚴重，請放心，最終會痊癒的。

衛教內文資料來源 https://www.healthline.com/health/seroma

Healthline

Seroma：Causes, Treatment, and More

Medically reviewed by Shuvani Sanyal, M.D. - Written by Kimberly Holland - Updated on March 29, 2019

淋巴水腫諮詢

時間：
- 乳癌化療結束 6 個月
- 擴背肌自體組織重建／術後 5 個月
- 抗賀爾蒙藥治療／ 第 5 個月追蹤報導

重點提示：我去做了一次淋巴水腫的諮詢

白血球和紅血球終於回到正常值，值得慶祝。感謝脊髓被化療藥物摧毀六個月後，成功重新回到努力的製造血球的崗位。

手指還是會有一點點麻，尤其是前陣子在開始自己做肌肉訓練後，麻感會加劇，尤其是右手，除此之外，右手也一直覺得很痠痛，所以有點擔心是不是淋巴水腫前期的徵兆，也在想是不是要穿壓力袖套，也很擔心自己訓練肌肉會不會太過激進。

於是我在網路上讀到專家的建議「要穿戴淋巴水腫的袖套前，最好先被評估後再開始穿」。

我也一直很想知道到底手術後的運動，要怎麼抓自己運

動量的基準線？要如何進行肌肉訓練？因肌肉強壯可以幫助淋巴回流，但訓練太過時，又會造成淋巴液過多反而有腫脹的危險，最後我依照網路專家建議，去找了淋巴整合退腫治療師做一次諮詢，我把我所記得的，寫出來跟大家分享，如果還有什麼補充或者我記錯了，就請大家到我的粉專留言分享，我們一起討論。

諮詢時，他先幫我把我的雙手從手腕開始到肩膀，大概分為每 5 公分一段，量了每段兩邊手的粗細後告訴我，兩邊只差 0.2-0.3cm，沒有水腫問題，不用這麼緊張，我的狀態比較像肌肉痠，至於手麻，還是化療藥物的影響。

他也告訴我，如果有水腫，我會感覺到皮膚變緊繃、沉重，或者有水流過的感覺，他也幫我做了一次淋巴徒手引流，不過大概是我沒有腫，所以只感受到輕輕柔柔的手法，但對於淋巴沒有任何感受。

當天他也幫我手臂綑上海棉和低張力繃帶，試著做一些運動。

經過簡單練習後，我知道了手臂累了的感覺是如何，所以當運動的時候，只要感覺累了，就停下來休息一陣子後再開始，每次練習後要記錄練習的重量及次數，這就成為下次練習的基線，如果覺得有進步，手臂在這樣的重量及次數不會再累了，就可以選擇增加次數或者增加重量，但只能選一種，而且一開始調整級距一定要比一般重訓還要「微小」的增加，例如多一次，或者多 100 公克。

我被評估後，依照我的工作，現在的手臂狀態平常是可以不用穿壓力袖套的，但是如果要運動或做比較勞動的事情，可以穿戴 class I（20-30mmHg）預防型的袖套即可，不用含手掌。

　　她也告訴我，如果去試穿袖套，最好預留時間，至少套著 20 分鐘，讓身體感受一下，不會不舒適後，再離開。經由評估後，我知道我不用急著買壓力袖套，等我有空我再去買，到時候再跟各位分享。

　　目前一樣很努力的復健中，我在醫院的復健老師是一位對工作非常有熱情的治療師，我好幸運有她陪我度過這個過程，她一直非常給力及專業，很有耐心地幫我把背後沾黏慢慢一點一點推開，雖然有時候推開又會黏住，但目前仍有感的前進中。

　　沾黏感從一開始穿著盔甲到坦克背心，現在變成細肩帶的短版運動背心，我的肩頭肌肉因為其他地方黏住的關係，常常僵硬，她也會幫我把肩部背部肌肉鬆開，除了幫我把肩上的擔子卸下來外，也教我肩膀背部肌肉群的訓練。隨著每次的治療，我和復健老師越來越熟悉，每次治療時聊天的話題也越來越廣，除了很多幹話外，也開始漸漸多了一些心裡話，這讓我在復健過程中多了好多樂趣。

　　吃 Arimidex 邁入第五個月，睡眠變得比較容易醒來，但還是可以有睡飽的感覺。目前手部關節只有一點痛而已，但髖關節比較不舒服，我想這是我下一步要改善的地方，我自己想要拉筋，但是痛死我了，現在我自己從 5 分鐘緩慢拉筋

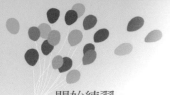

開始練習。

　　前陣子我認真做有氧運動，但現在有點懶惰，又想要開始跑步了，但是天氣好冷說～，朋友約我去爬山，厚～我好懶喔。我每次都告訴自己，運動才能把這些疼痛緩解。

　　喔！對了，最近胸部又會忽然間自己隱隱痛起來，最近有幾次從睡夢中痛醒，不知道是不是天氣變化的關係，不過，就是幾天而已，之後就又沒事了。

淋巴水腫

淋巴水腫發生高峰期在術後 1 ～ 2 年，也有手術後 30 年才出現，所以只要摘除了淋巴結，就要視為淋巴水腫潛伏期，因為淋巴結的結構被破壞了，而且淋巴結也不會再生。在此給大家一個數據，早期的乳癌接受前哨淋巴切除後，10 年淋巴水腫發生率為 4.6%。

有朋友提到做乳房切除加淋巴廓清手術後大約 年，手部明顯變粗、腫脹嚴重，被診斷是淋巴水腫，經過淋巴靜脈吻合術後，雖然比較消了一點，但還是不舒服，感覺生活品質都被這個腫脹的手給搞壞了，心情都有點被受影響。

淋巴水腫的發生率從 2% ～ 67% 不等，通常淋巴結摘除的範圍及數目較多者，淋巴水腫的發生率就越高，所以如果是腋下淋巴廓清（大面積摘除）就會比前哨淋巴（第一顆淋巴結）摘除，產生較大淋巴水腫的機會。

我自己覺得淋巴水腫是乳癌手術後最煩人的合併症之一，原因是我過去在手術室工作時，有時會看到單腳腫到像

象腿，或者手腫到流出水（真的不誇張），幾乎失去肢體功能的病人，來接受淋巴靜脈吻合術，希望藉由手術來恢復功能，以提升生活品質。有時候我在想，為什麼他們會到這麼晚才開始處理水腫的問題呢？

我手術時拿了 5 個淋巴結，雖然不算多，但我真的很擔心淋巴水腫會發生，所以手術後我就非常注意手部末梢的感覺，如果有一點點脹脹的，就會停止手邊的工作，幫自己做一些促進淋巴回流的動作，再不然也會把手舉高，抓握抓握一下手掌。因為我知道當淋巴水腫出現後，就會很難搞，而且一旦腫到一定程度，即使做手術，也可能無法回到原狀。

以我的狀況來說，在化療結束後四個月，我的手指就還是有點麻，雖然有時候我搞不清楚是脹還是手指麻的不舒服，但不管他，做就對了。

淋巴水腫發生高峰期在術後 1 ～ 2 年，也有手術後 30 年才出現，所以只要摘除淋巴結，就要視為淋巴水腫潛伏期，因為淋巴結的結構被破壞了，而且淋巴結也不會再生。在此給大家一個數據，早期的乳癌接受前哨淋巴切除後，10 年淋巴水腫發生率為 4.6%。

對了，我每天也會觀察以及捏一下自己的手，感覺有沒有一樣粗，包含手背、手腕、手肘下 5 公分，以及手肘上 10 公分處的幾個位置，如果你想更仔細，也可以用皮尺量，只要兩手相差 2 公分以上，就可能是淋巴水腫，就要快點去找醫生。

至於要看什麼科？應該是先找復健科做淋巴引流以及其他相關的介入，但如果需要淋巴靜脈吻合手術，就要找整形外科，但如果醫院整外沒有看淋巴水腫，就先問你的乳外醫師，請她幫你介紹醫院的復健科或整形外科，再不然就去找有看淋巴水腫的醫院吧，不要一直拖到很嚴重，後悔就來不及了。

　　附上淋巴退腫的教學影片的連結，如下，以及臺大醫院雲林分院復健部黃秋雲物理治療師的運動治療於下頁，希望大家一起幫助自己淋巴回流。

　　進行自我引流時，注意兩個重點：

① 動作請輕柔。
② 動作往淋巴結方向前進，不要來回搓揉。
　　https://www.youtube.com/watch?v=gBXiCfKQb8M
　　或搜尋：癌症希望基金會／淋巴整合退腫小教室 - 乳癌淋巴水腫自我引流｜HOPE

上肢淋巴引流步驟

運動設計：臺大醫院雲林分院復健部黃秋雲　物理治療師

呼吸運動

《 腹式呼吸，重覆 3~5 次 》

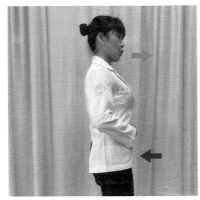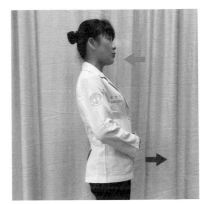

圓脣吐氣　腹部凹陷　　　　　　　鼻子吸氣　腹部凸起

《 搭配擴胸運動增加效果，重覆 3~5 次 》

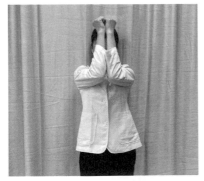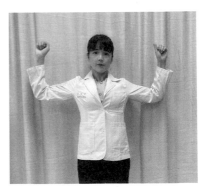

圓脣吐氣　雙手靠近　　　　　　　鼻子吸氣　雙手水平打開

淋巴引流

◆ 按摩時可使用嬰兒油或洗澡時使用沐浴乳或香皂當潤滑劑。

◆ 按摩時力道輕且柔和，勿太大力。

◆ 最後再進行 3 ～ 5 次的腹式呼吸。

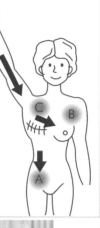

如果右邊的腋下淋巴結切除時，我們可以引流至右邊鼠蹊部淋巴結 (A) 或左邊腋下淋巴結 (B) 或是右邊頸部淋巴結 (C)。

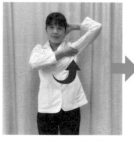 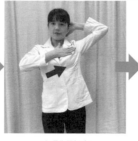 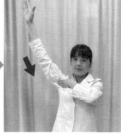

腋下淋巴結按摩
以指腹定點畫圈方式按摩 5 下，重覆 3 ～ 5 回。

身體引流
將身體的組織液引流至左邊腋下淋巴結 3 ～ 5 回。

手臂引流
將手臂的組織液引流至左邊腋下淋巴結 3 ～ 5 回。

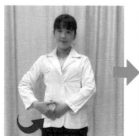 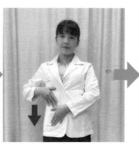 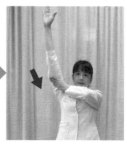

鼠蹊淋巴結按摩
以指腹定點畫圈方式按摩 5 下，重覆 3 ～ 5 回。

身體引流
將身體的組織液引流至右邊鼠蹊淋巴結 3 ～ 5 回。

手臂引流
將手臂的組織液引流至右邊鼠蹊淋巴結 3 ～ 5 回。

肩關節伸展運動

運動設計：臺大醫院雲林分院復健部黃秋雲　物理治療師

　　為了避免術後的疤痕沾黏與關節活動度受限，可以在可忍受的關節活動度範圍內提早活動，並適度做伸展運動，減少緊繃的感覺。每個動作拉到有點緊的程度，停留 10~30 秒，如果可以每天伸展，效果更好。

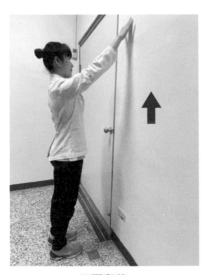

正面爬牆

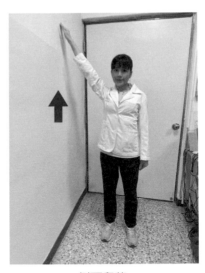

側面爬牆

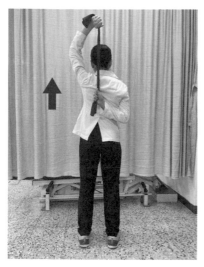

毛巾向上拉

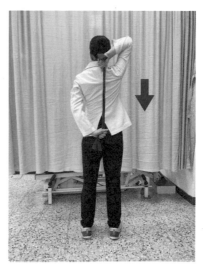

毛巾向下拉

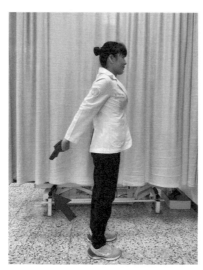

向後伸展

肌力訓練

運動設計：臺大醫院雲林分院復健部黃秋雲　物理治療師

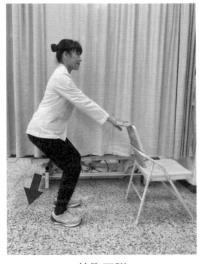

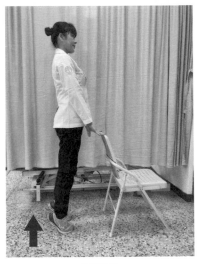

站姿下蹲

- ◆ 髖先啟動下蹲
- ◆ 膝蓋對準腳尖
- ◆ 膝不超過腳趾
- ◆ 停 10 秒，重複 10 次。

踮腳尖

- ◆ 腳跟往上踮
- ◆ 停 10 秒，重複 10 次。

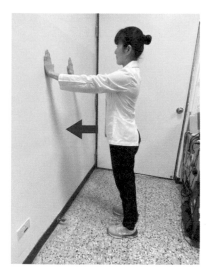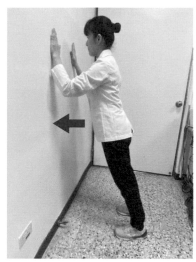

推牆壁

◆ 面朝牆壁站立，雙手平伸放在牆上，手指向上，比胸略寬。

◆ 保持脊椎直立。

◆ 呼氣時，雙肘緊貼體側彎曲，將胸部壓向牆壁。

◆ 停 10 秒，重複 10 次。

★注意過程中，腹部要收縮，頭部與身體保持一直線腰部勿過度前傾、肩膀不要上聳。

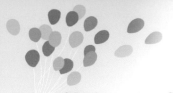

藝術治療初體驗

藉由藝術的過程，進行一次覺察自己傷痛的機會，

至於畫完，傷痛有沒有被治療？你也可以體驗看看。

— ❀ —

「我在畫裡講故事，老師讀到了！」

「李溫，藝術治療課，今天下午 6:00 在 ×× 見面喔。」

我？我什麼時候報名了？我被報名了喔？喔～好喔。

這是什麼爛對話，就是我和朋友常見的對話。

我們常常揪出去時，行程亂排，路上迷路，不然就是想去的店家關門了，不過，我們就也笑笑，然後又往下一個路程邁進。總之，我抱著既報之則去之，反正我沒有體驗過，就去看看藝術治療到底在做什麼好了的心情，也想說沒有藝術天份的我，到底會弄出什麼東西。

時間到了，進了教室，在簡單打招呼後，老師先帶大家靜心大概 20 分鐘，當中藉由呼吸和放鬆，讓自己安靜下來。老師說，這個時刻有點像在調整自己和顏色的頻率。

關於呼吸練習和靜坐，我在念研究所時，曾經有一次「正念」課程的體驗課。當時老師說 經由這樣的靜心練習和自我覺察，可以讓交感神經放鬆。很多時候我們身處於壓力

中但不自知，而使身體一直處在持續分泌腎上腺素中，讓我們足以對抗壓力，但最後身體一直被催逼著，最後造成身體的不平衡，因此產生很多問題。

總之，不管是調頻或者正念，在這些練習，都是讓自己靜下來，讓身體敏銳感覺的一種方式，我自己是這樣想的。

經過靜心，大家領了畫布，這時老師跟我說，從綠色開始吧，畫到你不想用綠色了，就可以換顏色。

所以我就先拿了螢光綠，挖出了一大堆，一滴一滴像鼻涕滴在畫布上，用筆刷開，再拿出黑色的畫了好大一個區塊，有深有淺，黑色上面又來一片黃色，最後上面的旁邊加了像雞毛撢子的藍色，最後拿出螢光紅色，點在各處，最後老師給我一點紅色，讓我放在圖畫旁邊。

就這樣，好一陣子後，我完成了我的圖。

原來，畫完圖，老師會經由色彩和感覺，給我們一些他的解讀。

老師跟我說：「你畫了自己ㄟ，你不覺得很像嗎？」

我說：「對阿，是猴子，我本來想畫獅子，因為畫筆刷開的樣子很像鬃毛，但是不知道為什麼就畫成猴子，前陣子我才說自己頭髮這麼捲，好像孫悟空，帶緊箍咒就可以去西天取經。」

老師和我一起看著圖，接著他說：「你一直笑著，但其實不是外面人看到的樣子，因為想要讓人不擔心（綠色），所以就是苦的時候，也是努力笑著。黑色，不一定不好，有時代表很強的力量。你流很多很多的眼淚，非常多非常

多（藍），但是你有很大從天來的幫助（黃），有非常多，讓你可以繼續維持笑著。你想把笑分享給別人（螢光紅），也是個很有創意的人，有很多想法，也會很積極的去面對問題，因為你剛說，你覺得圖太醜了，所以想用螢光紅來救圖看看。」

最後老師也看著我說，「會越來越好的，你有上天給你這麼大區塊的力量。」

老師問我，「你有什麼要回應的嗎？」

我跟老師第一次見面，完全沒有任何的交集，只透過圖畫，所以我有一點驚訝，我很直白地把故事塗上去，老師也就直球翻譯了我的圖畫，她告訴我一些我的故事。

「我去年剛得了癌症，最近才做完治療，我在畫我的故事。」我說，「我發現左邊樣子看起來像猴子後，我幫他加了黑色眼睛和嘴巴，嘴巴連到黑色團塊，我把黑色用來代表我的痛苦，黑色顏色從很深到淺淺的，表示痛苦程度的不同，黑色上面有黃色，表示終於天開有陽光，我到處加上螢光粉紅色，想要代表上帝給我的愛，即使在黑色的團塊裡，到處都是。至於藍色，則是我想要畫出放鞭炮的感覺，因為終於結束這個過程。」

「你很勇敢，也很坦然，直接把心裡的事畫出來，很多人做不到這點。」老師說。

我在這次藉由畫圖，再一次回想自己治療的過程，又再給自己一次鼓勵及擁抱，黑色真的是太苦了，我在分享時，

又不禁滴了幾滴淚水。

我回來想，藝術治療到底是什麼？

藉由藝術的過程，進行一次覺察自己傷痛的機會，至於畫完，傷痛有沒有被治療？

我感謝黃色，給我很多能量，讓我能夠有螢光紅色，讓我一直笑得出來。

【 關於乳癌的你問我答 】

Q&A

◇◇◇

在讀這本書的朋友，
或許是病患本人，也或許是照顧者，
希望這裡列出的疑問和答案，能幫助到你們；
若是還有其他的問題，也歡迎上我的粉專留話，
這些小小的分享，希望能幫助大家在治療的過程中，
多一份心安。

臺北醫學大學附設醫院李佩芬營養師
臺北醫學大學附設醫院外科部主任洪進昇醫師
臺北醫學大學附設醫院廖憶姝外科專科護理師

◇◇◇

01

- 請問要什麼期的乳癌能做內視鏡乳房切除術？
- 內視鏡能做全切嗎？還是只用來部分乳房切除？
- 如果可以做全切含淋巴廓清。內視鏡會不會比傳統打開上有視覺死角清不乾淨的問題呢？
- 健保有 cover 到內視鏡手術費用嗎？如果要自費，大概要準備多少錢呢？
- 一般住院要多久？
- 可以直接在手術後重建放乳房皮膚擴張器嗎？

我從 2011 年開始做內視鏡乳癌手術，逐步訂定一些手術選擇上的建議：

1. 內視鏡手術可以使用在全切除也可以使用在部分切除上，不過因為傳統部分切除的傷口，與內視鏡的傷口，其實差別不大，所以內視鏡乳癌手術比較建議用在全切除手術上，可以有傷口較小，甚至直接重建的優點。

2. 通常建議用在零、一、二期的患者，第三期以上建議先做化療縮小腫瘤後再使用內視鏡手術。

3. 早期確實有人擔心是否會有拿不乾淨的問題，但目前陸續發表的研究結果，手術切除的清除率，

未來的復發風險都跟傳統手術一樣，長期存活率分析也相當。

4. 額外提醒一點，內視鏡手術的熟練度確實會隨手術者的經驗增加，併發症會隨之減少。

5. 健保未涵蓋內視鏡手術費用，需要自費，價格會隨各家醫院或醫師而不同。住院天數則是跟傳統手術相同。

6. 術中立即重建，可以先放擴張器再等第二階段放果凍矽膠，或是直接放果凍矽膠都可以，但是要跟病患先討論過。畢竟，重建不是隆乳，重建再怎麼逼真，還是滿難達到跟原本的一樣，有時候，病患可能會有過高的期待，等到手術完，才發覺有落差。

（臺北醫學大學附設醫院外科部主任洪進昇醫師）

QUESTION

02 ● 化療反應會隨著化療次數遞增變強嗎？

𝒜：

化療藥物大部分都有蓄積作用，即化學治療副作用發生率會隨著時間的推移上升。雖說如此，但有研究發現化療副作用症狀干擾日常活動會隨時間下降，症狀自我處

理效能和生活品質會隨時間上升。對應到臨床觀察上，病人在化療前期和中期副作用的主訴多，後期理論上應該更不舒服，但，病人普遍覺得還好，一方面就像前面的研究所說的病人對自己的症狀處理自我效能提升，簡言之就是比較適應化療，自我照顧能力提升，一方面快畢業了，心情上開心很多。臨床上也遇到很多病人每次來打化療都沒有不舒服的主訴，能吃也能睡，因此愉悅的心情真的很重要，一定要給自己很多的正能量！

QUESTION
03 ● 請問化療中的病人可吃帶皮的水果或是涼拌（未煮熟、醃製）的食物嗎？

A：

食物以新鮮煮熟的均衡飲食為主，水果要去皮。那芭樂蓮霧可以吃嗎？只要去皮（去籽）都可以吃，有病友不喜歡五穀米，化療期間家人認為五穀米比較好，堅持讓病友吃五穀米，化療期間病患的食慾味口都會受到影響，不要勉強病患吃原先就不喜歡吃的食物，有時候吃也是一種心靈的慰藉。

04 ● 請問，為什麼我不能標靶？是不是可以標靶就是比較好？

A :

標靶主要是用在 Her2 陽性的病患，一般 Her2 陽性復發風險較高，但是給予標靶藥物之後可以把復發風險降低。

05 ● 如果只能負擔，或只符合傳統化學治療，我有什麼可以選擇呢？

A :

關於乳癌的化學治療（及標靶治療），健保局針對乳癌期數及荷爾蒙的反應都有給付標準藥物的治療。自費化療藥物只是病人的選項；例如需要接受小紅莓治療的病人，有些醫師會依病人的狀況提供微脂體小紅莓的選項讓病人選擇，不代表健保小紅莓的療效比較差或者微脂體小紅莓的副作用就比較小。因此，如果經濟狀況

不允許 或者沒有商業保險幫您支付自費化療藥物，那就接受健保化學藥物治療。但，千萬不要因為擔心副作用而選擇不要接受治療。

（臺北醫學大學附設醫院廖憶姝外科專科護理師）

QUESTION
06 ● 我是左乳癌 3a 期目前化療完第三次，準備要第四次小紅莓，有聽說過自費診所打高單位 C 和 B 來減輕副作用真的有效嗎？

A:

妳的問題其實是兩個問題，我們先談談靜脈注射維生素 C。

維生素 C 是一種重要的抗氧化劑，具有抗發炎和增強免疫系統的功能。

癌症患者導致維生素 C 缺乏症的因素與口服攝入減少，感染，炎症，疾病過程以及放射線治療，化學療法和外科手術等治療方法有關。

2011 年德國有一篇研究針對第 IIa 至 IIIb 期的 125 名乳腺癌患者進行研究。有 53 例接受了標準腫瘤治療以外的靜脈補充維生素 C（7.5 克）治療至少 4 週（研究

組），有 72 例未接受這種額外治療（對照組）。在個案接受輔助化學治療和放射線療以及術後過程中，監測疾病或治療引起的不適和嚴重程度。

研究結果發現：靜脈注射維生素 C 可以顯著減少由疾病和化學療法／放射療法引起的不適，特別是噁心、食慾不振、疲勞、抑鬱、睡眠障礙、頭暈和出血。這是我目前為止看到的一篇相關的研究。其他的研究報告大都是靜脈注射維生素 C 用於晚期癌症的研究。

另外一篇回顧靜脈維生素 C 在癌症患者支持治療中的使用（用於晚期癌症）（2018 年），建議使用前仍要和病患說明清楚，就整體療效而言，在化療中添加靜脈注射維生素 C 的效果尚不清楚，儘管有任何積極效果，但仍可能降低治療效果。

靜脈注射維生素 C 適應症包括：（1）病患可能維生素 C 缺乏或耗竭，以及疲勞，慢性疾病性貧血，口服攝入量減少，胃腸道手術或放療史，吸收不良史，具有腸道或粘膜副作用的化學療法治療，傷口癒合緩慢或感染。（2）疲勞，肌肉無力，關節痛，肌痛，神經病，牙齦出血，傷口癒合不良，下肢水腫，口服不良，食慾不振，疼痛或抑鬱的症狀。（3）接受支持治療的癌症患者（例如處於晚期和非治癒性患者）。

雖然有研究顯示靜脈注射維生素 C 用於減輕乳癌化療副作用，但篇數不多且研究方法大多不是隨機對照的研究，證據等級低，在靜脈維生素 C 治療也建議符合上

述的適應症再使用，另外也有使用的禁忌症要評估。因此，強烈建議您在做化療期間如果要接受其他藥物或中藥治療，還是先跟您的主治醫師討論過後再決定會比較安全。

再來討論維他命 B 群。

乳癌化學治療中有些病友會使用到紫杉醇類的藥物，紫杉醇引起的神經病變副作用包括感覺和運動周圍神經病變，目前沒有一種藥物在預防和治療紫杉醇引起的神經病變方面有功效，有研究顯示在病人接受化療期間給予口服補充維他命 B 群並無法證實可以預防周邊神經病變，但可以減少感覺周圍神經病變。所以如果要補充其實口服就可以，不用去診所自費打貴森森的維他命 B 群。

（臺北醫學大學附設醫院廖憶姝外科專科護理師）

資料來源：Schloss, J. M., Colosimo, M., Airey, C., Linanne, A. W., Masci, P., & Vitetta, L.（2015）. Pilot trial assessing the efficacy and safety of a supplemental B vitamin complex to reduce the onset and severity of chemotherapy-induced peripheral neuropathy. Journal of Clinical Oncology, 33（15_suppl），9604-9604.

07 ● 左旋麩醯胺酸什麼時候吃？

A :

　　化學治療會破壞癌細胞也會影響正常細胞，進而產生副作用，例如口腔黏膜炎，左旋麩醯胺酸是一種 a- 胺基酸用於合成蛋白質，透過逆轉細胞損傷及促進細胞恢復來降低黏膜炎的發生和嚴重性，2021 年一篇 meta-analysis 納入 16 篇 RCT，結論是顯著降低及預防 3、4 級口腔黏膜炎的發生率，劑量是中（10-20 克）或低劑量（10 克）。個人看法是因為台灣賣的左旋麩醯胺酸不便宜，口袋不夠深不想吃也行，不喜歡吃（不知道味道好不好）但是有人送不得已要吃，則在化療前後一週吃，覺得味道不錯口袋又夠深或親朋好友送一堆，可以天天吃，每日劑量產品建議是 30 克，但研究看起來中低劑量即可。化療期間味覺食慾都會變差，我個人建議新鮮煮熟的食物吃，只要吃的下就有營養，不見得要吃這些。

　　（臺北醫學大學附設醫院廖憶姝外科專科護理師）

08 ● 請問乳癌患者，對荷爾蒙有反應的患者，能攝取黃豆類食品嗎？

A：

可以的。

一、 黃豆是好的蛋白質來源，所以不想攝取太多肉類時，可以從黃豆類食品取得蛋白質。

二、 有人擔心黃豆類食品可能含有大豆異黃酮，跟女性賀爾蒙有關，會促進腫瘤生長。其實，除非每天刻意大量攝取，像是把豆漿當水喝，不然不用擔心大豆異黃酮的問題，癌細胞不會因為那一杯豆漿就瞬間生長。反過來說，癌細胞如果真的對黃豆類食品那麼敏感，那不是很容易就可以殺光癌細胞了嗎？

（臺北醫學大學附設醫院外科部主任洪進昇醫師）

● 請請問如果要手術的病人，胸大肌的強壯程度，
會幫助術後復原嗎？

● 還是需要先開始做那些訓練？可以幫助術後的復
原呢？

● 我想要做一點重訓增加肌肉量，開始預備一下。

A：

化療期間合併有氧和無氧（重訓）運動，對病患的
生活品質及體適能都會比單做有氧運動來的好，有助於
術後恢復，不需要把胸肌練的像巨石強生一樣！

至於化療期間是不是要上班的問題，臨床上發現
化療期間繼續維持上班的病人＝友，對化療副作用的抱
怨比較少，因此也鼓勵病友多多做一下轉移注意力的活
動，例如運動就可以轉移注意力，還會有源源不絕的正
能量冒出來！

白血球過低時，就不建議出入像健身房這種密閉的
公共場所。

（臺北醫學大學附設醫院廖憶姝外科專科護理師）

10 ● 有些人說 port-A 在不能做很大的運動，但是又有
人說可正常運動，之前幫我做 port-A 的醫生跟
我說，不要自己承受不了的重量外，都可以做，
所以想問說，我如果去一般健身房的健身器材訓
練，但是重量沒有讓自己無法負荷，這樣是可以
的，對嗎？

A：

　　人工血管的位置應該不會影響運動，隨著時間越
久，植入的人工血管底座慢慢被組織包覆，更沒有影響
了。（臺北醫學大學附設醫院廖憶姝外科專科護理師）

11 ● 請問化療後腫瘤對於藥物很有反應，已經縮到看
不太見了，淋巴的轉移也消了，乳房全切還是局
部切除好？另外乳房重建選放植入物或者轉自己
身體皮瓣，哪一種是比較好？

A :

　　不論是手術方式或重建方式的選擇要考量的因素很多，除了腫瘤原來生長的部位、類型、大小（目前的狀況是腫瘤有縮小情形），還有個人因素的考量（乳房大小及個人需求等）。例如乳房保留（部分切除）手術的優點是保留了大部分乳房，但手術後須合併放射線治療。有些病人可能又會擔心，不進行廣泛性的全切除手術會不會增加癌症復發的風險？（研究顯示，乳房保留手術合併放射治療時，在早期癌症患者中，存活率與乳房全切除術是相同）。同樣的，乳房重建方式也都各有其優缺點，沒有絕對好的選擇，只有適合您的選擇，在討論手術及重建方式時，可以跟醫師提出您的疑慮及顧慮，做出適合您的選擇。

　　（臺北醫學大學附設醫院廖憶姝外科專科護理師）

資料來源： https://www.cancer.org/cancer/breast-cancer/reconstruction-surgery.html

12 ● 如果我是吃素的人，要如何在癌症化療及修復期間補充營養呢？

A：

大原則

　　注意多攝取原型食物避免奶蛋，以植物性豆類作為蛋白質來源；胃口不好，吃不到足夠量時可以大豆、豌豆高蛋白粉補充。

　　另外建議可以攝取亞麻仁籽粉／油，取代部分烹調用油，來增加 Omega-3 油脂攝取抗發炎。化療期間很重要的是降低身體發炎反應。

素食患者在乳癌治療期間可以繼續吃素嗎？

　　「營養師，我這次抽血不及格，白血球和血紅素都不夠，醫生要我跟佛祖請假，治療期間先不要吃素，吃點牛肉補充蛋白質、補血，那我該怎麼吃？」

　　這樣的對話在癌症門診並不陌生，化療期間容易有白血球減少的狀況，很多個案一看到白血球掉、血紅素不足，擔心是自己沒吃肉所以蛋白質不夠、沒有吃肉補

血所以貧血，便會採行醫生或其他人的建議「跟佛祖請假」，開始吃牛肉、豬肉，有許多個案長年茹素，卻因此承受巨大心理壓力，加上治療期間身體的不適，造成身心俱疲。確實蛋白質補充很重要，但是否一定要「向佛祖請假」吃肉才能補充足夠蛋白質呢？

飲食對癌症的影響

從發炎的角度來看，癌症就像其他慢性疾病，如糖尿病、腎臟病，都是身體長期處在慢性發炎的狀況所導致，那什麼因素會讓身體發炎？

遺傳基因當然是個重要的因素，但現代表觀遺傳學的研究相信，遺傳基因比較像是一個開關，而能打開這個開關造成癌症的那隻手·就是環境中的化學物質、毒素、壓力，以及每天的飲食·已有許多研究告訴我們，各種加工肉品、紅肉、蛋、奶、精緻糖類、高脂食物、泡麵餅乾等加工食物，都會對身體造成慢性發炎，引發各種疾病，包括癌症；而在癌症治療期間，除了本身罹癌的身體已經是在發炎狀態，化療的藥物也會對身體造成一定程度的損傷；在這個狀況下，再多吃上述會促發炎的肉類食物，無疑是提油救火。

一般會認為必須吃肉才可以補充營養，原因有二，第一以前在物資缺乏的年代裡，肉類奶類蛋類因飼養成本高，屬於「高級食物」，而在那個困苦的年代，營養不

良的造成健康問題的案例多過營養過剩，所以這些蛋白質豐富的高級食材自然被封為「補給聖品」；反觀數十年後的今天，豐衣足食，「營養」過剩（其實熱量過剩而非真正營養）帶來的健康問題比比皆是，但我們仍停留在「肉類奶類蛋類是營養豐富的補給聖品」的思維中。

第二個原因是大家常把「營養素」和「食物」混淆，認為毛豆、牛奶、雞蛋、牛排是「蛋白質」，認為地瓜、餅乾、麵包是「碳水化合物」或「澱粉」，乍看之下好像沒錯啊！但事實上他們應該被稱作「蛋白質來源食物」及「碳水化合物來源食物」，因為方便被簡稱為蛋白質、碳水化合物或澱粉，卻反而誤導了大家對食物的認知。牛奶是「食物」，除了含有「蛋白質」這個營養素，還包含了「飽和脂肪、荷爾蒙」；毛豆是「食物」，除了含有「蛋白質」這個營養素，還包含了「纖維、異黃酮（抗氧化物）」；餅乾是「食物」，除了含有「碳水化合物」這個營養素，還包含了「泡打粉、反式脂肪、色素、鈉」；地瓜是「食物」，除了含有「碳水化合物」這個營養素，還包含了「纖維、維生素A、鉀（有助穩定血壓）」。所以「吃肉才可以補充蛋白質」的觀念也是因為只看到「蛋白質」這個營養素，沒有看到肉類食物中其他的成分所導致的迷思。

事實上在 2020 年重磅醫學期刊《新英格蘭期刊》的一篇文章❶中提到，蛋是僅次於加工肉品會提高死亡率的蛋白質食物，其次是肉、奶；對死亡率影響最低的

蛋白質食物是植物性食物如豆類。而當我們錯把這些蛋白質來源食物都看作一樣的「蛋白質」，忽略裡面還有其他物質，就容易選錯食物，導致疾病叢生。

所以，如果要問「吃素的人在化療期間是否可以繼續吃素」，更應該把問題改成「化療期間是不是應該改為吃素」。而這裡提的「素食」並非傳統宗教素食的概念，而是「蔬食」，以天然原型食物、植物性食物為主的飲食，可以攝取蔥、蒜等天然辛香料，盡量排除蛋奶等動物性蛋白質。這樣的飲食不但可以預防癌症及各種慢性病發生，在癌症治療期間一樣能提供足夠營養，相較一般飲食更能降低身體發炎的狀況。

乳癌治療的飲食

前面提到，癌症是身體長期處於發炎狀態，所以無論是在治療前、手術後、治療中、治療後都應該注意盡量採取抗發炎的飲食方式。抗發炎的飲食很重要的部分是纖維和油脂；在食物的選擇上多攝取高纖原型食物，也就是未經加工過的天然食物，例如全穀根莖類、各種顏色的蔬菜、豆類及水果，這些食物可以提供大量抗氧化物質有助減緩身體發炎的狀況，如：維生素 C、維生素 E、β

1 Walter C. Willett and David S. Ludwig. Milk and health. N Engl J Med 2020；382：644-654

胡蘿蔔素及花青素、茄紅素、大豆異黃酮等多種植化素，而豐富的纖維可以讓腸道益生菌生長得更好、提升身體的免疫功能，同時也能提供低升糖指數的碳水化合物及優質蛋白質。而油脂的部分，應該注意避免過量攝取高脂食物（三層肉、起司、煎魚、烤雞翅），並且建議多挑選富含 Omega-3 脂肪酸的天然食物（例如亞麻子或粉、奇亞子、核桃等），減少烹調用油，尤其是 Omega-6 脂肪酸（例如沙拉油、葵花油等）也是降低發炎很重要的。

治療前的準備

剛診斷為乳癌時，心裡一定很慌張，甚至可能開始自我懷疑，一直想自己到底哪裡做錯、吃錯，才會得到乳癌；請不用太擔心，雖然癌症聽起來很可怕，而現在醫療發達，乳癌早期發現治癒率是很高的。和您的醫生討論完治療計畫後，此時可以開始為自己做些什麼呢？

首先最重要的是先放寬心，信任醫生與之配合，規劃充足的良好睡眠，要面對後續長達半年的治療，心理的調適是很重要的。除此之外，還有兩個部分是此時就應該開始調整的：飲食及運動。建議依照上述抗發炎的飲食方式安排飲食，慢慢調整體質。而此時更該開始規劃、養成運動習慣，這和飲食是同等重要的，因為運動有助於維持肌肉量，為之後的治療預備良好體力，而保留肌肉量對於減少之後化療造成的副作用也有幫助。因

為研究發現，肌肉量較高者，相對體脂肪較少，更容易代謝化學治療藥物的毒性。此外，運動時身體會釋放多種荷爾蒙，如多巴胺、血清素，可以維持心情愉悅、也有助睡眠、提高免疫能力。開始治療後，疲倦感及其他副作用可能會讓您不容易持續運動，所以趁早開始運動是很重要的。

一日飲食範例

◆◆◆◆◆◆◆◆◆◆

（實際需求仍建議諮詢專業營養師個別化調整）

- **早餐：**當季水果＋豆漿加奇麻子＋生菜沙拉（搭配和風醬）
- **午餐：**紅豆地瓜飯，薑黃咖哩蘑菇毛豆，薑絲紅莧菜，紫菜豆腐蔥花湯
- **點心：**當季水果＋原味堅果
- **晚餐：**鷹嘴豆肉桂飯，水蓮炒豆皮，木耳紅蘿蔔炒高麗菜
- **補充品：**建議每日睡前或晨起空腹時規律補充益生菌
- **睡眠：**晚上 11 點前就寢，睡滿 7 ～ 8 小時．
- **運動：**有氧運動 30 分鐘每週 3 ～ 4 次，搭配阻力運動每週 1 ～ 2 次更有助維持提升肌肉量

乳癌治療中的規劃

乳癌治療常見的是手術、化學治療及放射線治療。

此時發炎狀況會加重，除了維持上述抗發炎的飲食方式，仍盡量多以原型食物為主，注意避免加工食物，如香腸熱狗，常吃的麵食、麵包、餅乾也是加工食物也會促進發炎，也要小心。另外手術傷口修復、化療對身體的消耗，都需要多注意蛋白質食物補充。採取蔬食飲食該如何提高蛋白質攝取呢？

建議可以多攝取各種豆類食物，如：毛豆、黃豆、黑豆、豆漿、豆腐、紅豆、綠豆、大紅豆、米豆等，可以攝取蛋白質又不會增加身體慢性發炎狀況。如果治療期間胃口不好，則可以選擇植物性的高蛋白粉來補充。

而此時可能會因為白血球下降，增加感染機率，建議避免生食以熟食為主，也要注意要充分加熱殺菌才會完全。化療期間容易有白血球、血紅素下降的狀況，常讓個案擔心是因為沒吃肉導致蛋白質不夠、鐵不夠，其實上述豆類不但富含蛋白質，也富含鐵質，而毛豆、黃豆、黑豆、豆漿、豆腐等黃豆製品中的鐵質結構與動物來源的血基質鐵類似，較一般蔬菜中的非血基質鐵吸收率高，是補鐵的好食物。

一日飲食範例

（實際需求仍建議諮詢專業營養師個別化調整）

- **早餐**：精力湯（將地瓜葉、紅蘿蔔、南瓜、黃豆蒸熟，加現削蘋果、亞麻籽粉一起打）

（器具建議用熱水先沖過）

- **早點**：一小杯豆漿
- **午餐**：毛豆藜麥飯，紅燒天貝，枸杞紅白花椰菜
- **點心**：紅豆豆漿豆花
- **晚餐**：十穀綠豆粥，五香滷豆腐，蒜炒香菇絲瓜
- **點心**：當季水果，一小把原味堅果
- **睡眠**：晚上 11 點前就寢，睡滿 7-8 小時。若治療不適影響睡眠，於睡前避免看手機減少藍光刺激，可以練習正念呼吸、輕度伸展運動，或與醫師討論是否需使用藥物
- **運動**：充分休息後，視體力規劃輕度有氧運動搭配輕度阻力運動，或僅維持散步也可以

乳癌治療完成後的規劃

恭喜您順利完成治療，即將重新開始下一個階段的新生活。

有時候因為癌症狀況可能尚需持續口服五年藥物，而藥物副作用可能提高骨質疏鬆的機率；這時在安排飲食上需注意什麼呢？

非常建議繼續維持運動習慣，其中必搭配阻力運動，例如：舉寶特瓶、跳繩、爬樓梯、彈力帶，除了維持或提高肌肉量避免肌少症，更有助維持骨質密度。飲食則建議延續抗發炎的蔬食飲食方式，維持荷爾蒙平衡，改變體質，避免癌症復發。如前述所言，抗發炎飲食只需把握兩個簡單原則：低脂、高纖；而植物性為主的原型食物飲食恰恰符合低脂高纖原則，也證實是預防癌症復發的最佳飲食方式。

「低脂」並不是都要吃水煮的，多攝取天然堅果類、亞麻仁子，減少使用烹調用油；只要注意避免大油炒、煎、炸、醬汁就可以減少許多額外油脂攝取；而「高纖」則以均衡攝取「穀類、蔬菜、豆類、水果」為原則；多選擇五穀飯、紅豆飯、地瓜飯、南瓜等高纖主食類食物取代精製的麵食、水餃、包子，而我們一般較少攝取的各種豆類，其實是蛋白質、纖維及鐵質良好食物來源，更可以安排在每日飲食中喔。

罹癌並不是我們做錯了遭受逞罰，其實，我們可以

把癌症或是其他疾病，視為一個上天給我們的禮物，是想提醒我們，在應付生活中的忙碌、壓力及挑戰之餘，別忘了聽聽身體的聲音，照顧自己的需求，不要覺得挫折或自我懷疑，選擇蔬食是您體現愛自己也是愛地球萬物的最好方式。請記得，以愛為出發的選擇永遠是最正確選擇。

一日飲食範例

◆ ◆ ◆

（實際需求仍建議諮詢專業營養師個別化調整）

- **早餐**：蒸地瓜，豆漿加亞麻籽粉，小黃瓜一小條（搭配和風醬）
- **午餐**：米豆五穀飯，紅燒薑絲板豆腐，毛豆炒甜椒百菇，冬瓜海芽味噌湯
- **點心**：當季水果，原味堅果一小把
- **晚餐**：薑黃地瓜飯，香菇薑絲莧菜，椒鹽烤黑豆天貝
- **補充品**：建議每日睡前或晨起空腹時規律補充益生菌
- **睡眠**：晚上 11 點前就寢，睡滿 7～8 小時。
- **運動**：慢慢恢復運動習慣規劃，目標：有氧運動 30 分鐘每週 3～4 次（可達最大心跳 60～80% 或主觀覺得達到 5～6／10 強度），搭配阻力運動每週 1～2 次更有助維持提升肌肉量

（臺北醫學大學附設醫院李佩芬營養師）

13 ● 你知道乳癌手術可以申請兩筆勞保給付嗎？

A:

1. 勞保傷病給付

　　這個只要住院四天以上，有薪水損失，就可以申請勞保傷病給付（在家療養不算喔），勞保局會依照投保薪資，給予日薪半薪的給付。（表格下載及範例可以至以下連結搜尋）

　　https://www.bli.gov.tw/0006318.html

◆ 資格：投保勞保中，且自住院第 4 天起給付。

◆ 如何申請：檢附勞工保險傷病給付申請書暨給付收據及診斷書，向勞保局申請。

◆ 給付金額：自第 4 天起給付投保日薪半額。

　　只要填好傷病給付申請書暨給付收據（這是同一份表），另外貼上「醫院發的」手術診斷證明書（要包含住院期間），拿給自己的投保單位蓋章後，再寄去勞保局就可以了。

2. 失能給付

要手術結束後 5 年內都可以申請，不要讓自己的權益流失了。

雙側乳房全切，給付投保薪資 160 日的金額。

單側乳房全切，給付投保薪資 60 日的金額。

部分切除不給付。

另外提一下，2022 年新規定，雙側或單側卵巢切除，子宮切除（不限年紀）或者因放化療造成的不孕，勞保會給付 60 ～ 160 日的金額。

PS. 失能給付有 5 年請求權時效，乳房全切後，經醫院診斷狀況固定，即可申請失能給付，須於永久失能之日起的 5 年內提出申請。

申請失能給付要有兩種申請單

1. 勞工保險失能診斷書（必須去勞保局拿，無法下載）
2. 失能給付申請書及收據

去勞工局拿失能給付申請書及收據（同一張表）和失能診斷書，把基本資料填好，門診時拿給醫師，他們會填好單子，把失能診斷書第一頁撕給你，再拿失能給付申請書去投保單位蓋章後，把「失能診斷書的第一

頁」和「失能給付申請書」郵寄或送件到勞保局就可以了。

　　地址：10013 臺北市中正區羅斯福路 1 段 4 號「勞動部勞工保險局」收

PS. 這個失能診斷書，不能使用醫院發的診斷書，一定要用勞保局的「勞工保險失能診斷書」才可以喔！

　　希望分享給有需要的人，加減補貼一點生活津貼。

　　　　　　　　　　（資料來源；勞保局網站）

【後記】

要相信自己
會慢慢的恢復，
然後變成更好的樣子

　　全部治療結束約半年，感覺身體大致復原，除了手指因為化療末梢還是有點麻，讓我心煩外，之前很喘、腳酸的狀態已經復原，現在可以一次爬 5 樓的階梯。放療後的皮膚顏色都已經復原，但我右邊經過放療後，重建胸部明顯比左邊沒做的僵硬一些，當我想要運用內衣把胸部集中一點時，右邊胸部就和我本人一樣，不喜歡好好排隊，總撥不太過來。

　　至於之前提到吃抗賀爾蒙藥全身疼痛的情形，一直會困擾著我，但是有一次我偶然看專家的衛教文章，提到運動可以有效緩解吃藥所引起的疼痛後，我的疼痛真的隨著加強自己在家的隨意有氧運動後好很多，有時甚至會忘記自己關節不舒服。

　　自從從去了單次諮詢「淋巴退腫整合」治療師以後，我學會怎麼專注在手臂的感受，現在也緩慢的增加重量訓練

中，手臂也沒有以前運動完的痠痛。但是天氣比較寒冷或手指冰冷時，還是會明顯感受到右手通知要你保溫末梢，否則手前臂會開始隱隱的不適。

乳房重建後六個月，傷口早已復原，胸前不自主的疼痛現象偶爾在變天時會發生，冰水經過食道造成胸前的不適，已經消失了，但傷口造成的筋膜沾黏問題，是我還沒破完的關卡，黏住的感覺從全身穿盔甲，現在漸漸變成穿小可愛，希望有一天會變成像比基尼，甚至裸體，我依然一直積極的復健中，我和復健老師 - 秋雯的病友支持團體仍在進行，秋雯老師後續又重新審視及更新醫院的乳癌運動的衛教單張，我們自己找時間分頭進行各別的探訪活動，偶爾在病房遇到時，我依然覺得她像天使，傳遞著讓病人自己幫助自己恢復的強大力量。對了，現在也有病房的護理師加入我們。

前幾天我在醫院帶實習生，遇到乳癌病友特別前來跟我道謝，開心的跟我說她要出院了，看著她美麗及開心的笑容，我給了她一個擁抱，告訴彼此，我們一起加油。

我身體的疤痕雖然有淡一點，但是現在依然明顯的刻畫在我的胸前，每次洗澡看到鏡子的自己時，都是一個複習「我曾經是乳癌病人」的時間，我已經忘記自己原本乳房的觸感以及乳頭是長怎樣，有人問我：手術以後你覺得自己還是完整的女性嗎？你平常這麼愛去裸湯，以後敢嗎？你會擔心怎麼跟孩子解釋嗎？

這些問題應該可以分為我自己怎麼看自己，還有我怎麼看別人看我自己。

　　我看我自己時，就是像我曾經說的，我已經盡力幫自己選擇我自己適合的樣子，即使有很多事是我預想不到的，譬如身體黏住的程度、胸部歸隊配合度，還有皮膚感覺失去的程度，身體後續的疼痛等，這些都會讓我生氣，但是這些無法再重來，所以我選擇，願意接受自己身體可以不適，所以相對的我願意付出很多時間來陪伴自己的身體度過難處。

　　治療，是一種獨處的過程，沒有人可幫忙承受一點疼痛，或者分攤一點身體黏住的部分，而獨處需要練習，除了身體不適外，或許還要面對無情的言語攻擊，甚至詆毀式的批判，有時還會產生自身而來的否定。

　　「我死了，這樣是不是更好？」

　　「老天到底要折磨我多久？」

　　「為什麼別的病友的癌症期別比較輕微，我卻不是？」

　　我在想，或許有些正在看我文章的人，說不定覺得我只是個幸運的傢伙，因為治療過程順利，所以還笑得出來，文章裡正向樂觀，是因為她不是我，如果她是我，我想她根本無法承受我的痛楚。

　　的確，當我看到有些人的狀況不好時，我都無法想像這如果發生在我身上，我能不能承受。

　　但我想說的是：

　　事情沒有大小，痛無法比較，發生在身上的事情，過不

去就都是大事。

　　我會做的，就是願意原諒自己，接納自己，原諒別人，依靠上帝，然後找點樂子生活，陪伴自己渡過這每段特別的獨處時刻，即使是我選擇放棄治療這條路。

　　至於覺得自己完不完整……外觀我不確定是不是完整，但唯一可以確定的是，我是整完的。如果胸部動過手術就不完整，那全世界應該有超多人都不完整吧，硬要說的話，我覺得我可以再去做乳頭刺青重建，這樣整組就到齊了。

　　至於心理完不完整，我好像沒有因為手術後乳房樣子改變而自卑，反而因為穿衣服胸部變大而自喜，或許是我兩邊一起做，所以比較沒有單邊切除後不對稱，身體重心移位的問題。但如果我是單邊切除後沒有重建，或許我想我可能需要適應一陣子身體心像的改變。

　　但另一方面想，我不用飽受身體黏住等問題，可以更快速的在功能上復原，到時候加上義乳內衣，或等一陣子讓自己知道能不能適應後，真不行再做延遲性重建，好像也沒有關係。

會不會有人想問我為什麼不放矽膠義乳重建就好？

　　我曾經也有這個疑問，但我自己的整形外科醫師其實不喜歡放假東西到人體裡面，因為她說我還要活很久，她覺得幾十年後，變胖、變瘦還是萬一發炎，她考量假體放在身體，很多年後可能造成的影響，而給我這個建議。但是我知

道很多人放了義乳，多年後也沒有什麼影響，甚至有問題再拿掉也行，這樣身體黏住的問題比較少，恢復的也很快。所以就端看個人的考量，醫師建議如何吧。

「你平常這麼愛去裸湯，以後敢嗎？」

這就關於我看別人怎麼看我了。

如果你在路上看到有一個少一隻腿的人穿著短褲搭義肢，你會怎麼看他？

是「他怎麼可以穿短褲把義肢露出來，好丟人！」還是「哇，他就這樣把義肢勇敢露出來」？

我愛裸湯，不過因為淋巴有切除，要好一段時間暫時不能泡湯，如果以後可以泡，我想我應該需要再多一點時間，讓自己練習在大眾面前袒胸，我想我目前應該還是對不認識的人看到我手術後的裸體有點障礙，但是對於自己認識的人，我倒覺得還好，記得上次有朋友問我恢復狀況如何，我就拉起衣服說：你自己看好了，還問要摸摸看嗎？

我覺得我的乳房失去了感覺，好像就不是乳房了，失去私密及愉悅感，但其實，我還保有其他私密部位的愉悅感，我想你應該知道是哪裡吧。

我是說海馬迴，他在腦子裡，有記憶愉悅的功能。

「你會擔心怎麼跟孩子解釋嗎？」

　　我的孩子在不久前過世了，我親手埋葬了牠，我們的相處點點滴滴深深刻在我心裡，牠生病的時候，我用盡方式想要治癒牠，看著牠的不適，即使我拖著化療後虛弱的病體，也想辦法帶著牠去醫院治療。現在偶爾想到還是會哭泣，不過牠美好的樣子永遠留在我的心裡，雖然牠只是陪我十年的毛孩捲捲。

　　我沒有「人」孩。

　　但我相信「愛」，會贏過所有的一切。

　　孩子會感受到你愛她，你的美好會刻在他們心裡面，少了一邊胸部不會減少你愛孩子的心，請先接納自己身體，如果你是旁邊的伴侶，也請給予更多、更多、更多、如果已經很多了，那就再更多一點愛，關心另一半身體改變後的樣子，從「正視」開始，一起和孩子解釋，為什麼媽媽失去了乳房，為什麼沒有頭髮，給予更多擁抱。

　　經過了這麼一段時間治療，回首看一開始確診的自己，看著自己的文章，每個治療過程歷歷在目，其實，很多時候我都是哭著在打文章，我想把最真實的自己紀錄下來，紀錄這一段特別又孤獨的時刻，紀錄家人朋友陪伴我的過程，我把很多想說的話放在文裡，因為文字也是療傷的一種方式。

　　其實現實的我，是不擅於表達對大家的愛的人，但是用文字，我可以好好地闡述，慢慢地說，即使坐在螢幕前的

我，正留著眼淚。

另外，我一開始會做粉專紀錄，還有另一個原因，因為當時我擔心自己沒有多久就過世了，所以我也希望我的告別式裡，家人不用再花太多時間找照片，或者可以用個QRCODE，直接掃描連結又更方便。看，我是不是計畫通。不過經過這麼一段旅程，目前這個方案好像暫時不會用上。

雖然治療告一段落，但每次的追蹤或許都是煎熬，我有時候想，萬一我治療失敗，或者再復發，該如何是好。

其實，我有點不敢想這個問題，我或許就會放棄治療，也許會因為什麼原因接受治療，不過就像我說的，我會想辦法原諒自己，原諒別人，找點樂子，依靠上帝，繼續讓自己今天比昨天更好，不一定是在身體上，或許是在心靈裡。

要相信自己會慢慢的恢復，然後變成更好的樣子，我也要把這句別的病友給我話，送給正在治療的各位大家。

乳癌化療費用說明

最近在 PTT 上看到有人發問：我的家人得到乳癌，我到底要準備多少錢治病？

其實這個問題很難回答，因為主要還是要看病人的癌症期別，以及檢驗結果的分類，才能好好的預估。

我得病時也很擔心，因為還沒踏入乳癌界時，偶爾會聽到有人花幾百萬治病，因此當我跨入癌界時，我認為我會傾家蕩產，也有心理準備把出國的生活預備金拿出來了，而最後花費卻超乎我的想像。

由於我的化學治療暫時告一個段落，所以把自己目前的花費跟大家說明一下，想說有人想了解時，心裡也有個底。

先講我的期別：我發現時腫瘤是 3.3cm，合併淋巴轉移，是被分類在 2b-3a 期，

並且對標靶藥物「沒有效果」（Her2 陰性），只能化療及手術後再吃很多年抗賀爾蒙藥。

通常在治療中，最花錢的應該就是標靶藥物、白血球生成劑，以及化療藥物的選擇。我的腫瘤分類，因為標靶藥對我不適用，自然幫我「省去」使用標靶的選項。

化療藥物小紅莓有分健保跟自費，當初我選擇健保藥物，原因在過去就有說明，不再贅述。如果選自費的話大概15000～25000元／次。

至於白血球生成劑部分，由於分別使用兩種化療藥時，我血液檢查的身體白血球都不爭氣的掉到剩百位數，因此獲得健保給付白血球生成劑的機會，每次3劑，8次療程，共24劑（網路說自費3000元／劑）。

綜合上述，我的主要花費大多由健保給付了，因此此次花費大多在8次的住院病房費，以及一開始多買了幾顆強效止吐藥，還有零星幾次的門診抽血檢驗費用。PS院內員工有稍微打折。

剛剛看了單據算了一下，所有花費一共是15495元。
真心感謝台灣健保。

再次說明：

每個人狀況和分期不同，因此健保給付標準不盡相同，我只是分享我的。

前幾天我遇到一個病友，我們幾乎同時期確診乳癌，那天我們同一天出院，所以在醫院繳費的地方遇見，我露出開

心的表情跟她說：「我化療結束了。」

她說：「我是 Her2 陽性，還要標靶到一年。」然後露出難過的表情。

我說：「有標靶治癒機率比較高，不像我之後還要吃抗賀爾蒙藥很久，會很煩。」

她也露出要標靶很煩的表情。

我記得我曾經為了不能標靶難過。

可是，換個方面想，在過去標靶藥未出現時，Her2 陰性是被認為比較不會復發的分類，只是因為有了標靶藥之後，世界找到了對付難纏癌細胞的方式。

所以，我的癌細胞應該比較不難纏，我應該要笑吧？

是吧！？

不管後面如何，這個疾病讓我再次檢視自己對待身體的方式；我慢了下來，我也相信我會好，真心相信。

從上次昏倒後，身體狀況復原得還不錯，謝謝戰（癌）友們留言鼓勵我，謝謝你們，3 天後我又重新開始作伏地挺身和練核心了。

如果是 HER2 陽性，可以選用的藥物：

◆ 使用前公開說明：這是參考網路說明的藥物價格
◆ 藥費資料來源：台灣癌症基金會 https://www.canceraway.org.tw/page.asp ？ IDno=3608

如果你要查標靶藥物健保給付與否，請參閱
藥品字典 - 預防／治療 - 華人癌症資訊網（tci-mandarin.com）

單標靶「賀癌平」

1. 「賀癌平」（Herceptin），治療一年，3 週 / 次 /6 萬（健保只給付 HER2 陽性「且有淋巴結轉移」的乳癌患者）

雙標靶「賀癌平」加「賀疾妥」

2. 「賀疾妥」（Pertuzumab）3 週 / 次 /8 萬。通常打 17~18 次

3. T-DM1，3 週 / 次 /10 萬。

4. 口服標靶新藥 CDK4 ／ 6 抑制劑，15 萬 / 月 / 終生。

原來，藥費真的可能會破百萬！！

這還沒算上萬一白血球數掉了，要追加白血球生成劑和其他住院或營養品的費用。

忽然間超感謝上帝，我不用為了要用那些標靶藥物而煩惱。

國家圖書館出版品預行編目資料

勇敢活出自己喜歡的樣子：李溫的「少」奶奶治癒日誌／李
溫.——初版.——臺中市：晨星出版有限公司，2022.06
面；公分.——（勁草叢書；532）

ISBN 978-626-320-179-8（平裝）

1. CST：乳癌　2. CST：通俗作品

416.235　　　　　　　　　　　　　　　　　　111008415

勁草叢書 532

勇敢活出自己喜歡的樣子
——李溫的「少」奶奶治癒日誌

可至線上填回函！

作者	李　溫
主編	莊雅琦
編輯	何錦雲、莊雅琦
校對	何錦雲、莊雅琦
網路編輯	黃嘉儀
封面設計	王大可
美術編排	林姿秀

創辦人　陳銘民
發行所　晨星出版有限公司
　　　　407臺中市西屯區工業30路1號1樓
　　　　TEL：04-23595820　FAX：04-23550581
　　　　E-mail：service-taipei@morningstar.com.tw
　　　　http://star.morningstar.com.tw
　　　　行政院新聞局局版台業字第2500號
法律顧問　陳思成律師
初版　　西元2022年06月23日

讀者服務專線　TEL：02-23672044／04-23595819#230
讀者傳真專線　FAX：02-23635741／04-23595493
讀者專用信箱　service@morningstar.com.tw
網路書店　　　http://www.morningstar.com.tw
郵政劃撥　　　15060393（知己圖書股份有限公司）

印刷　上好印刷股份有限公司

定價 400 元
ISBN　978-626-320-179-8